U0056169

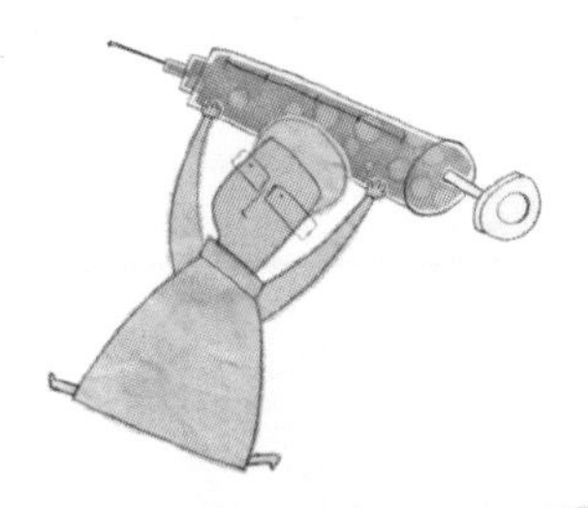

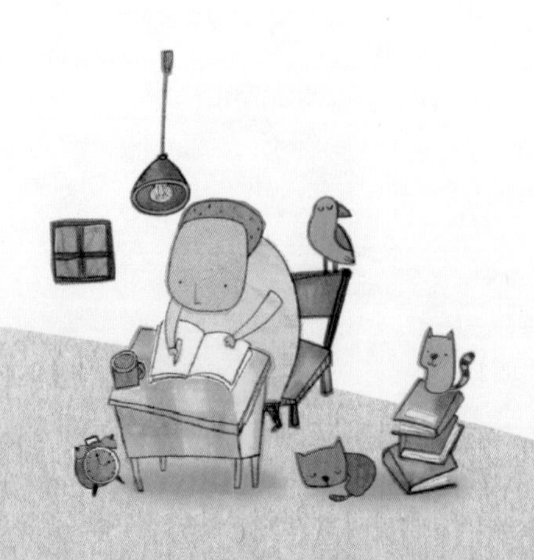

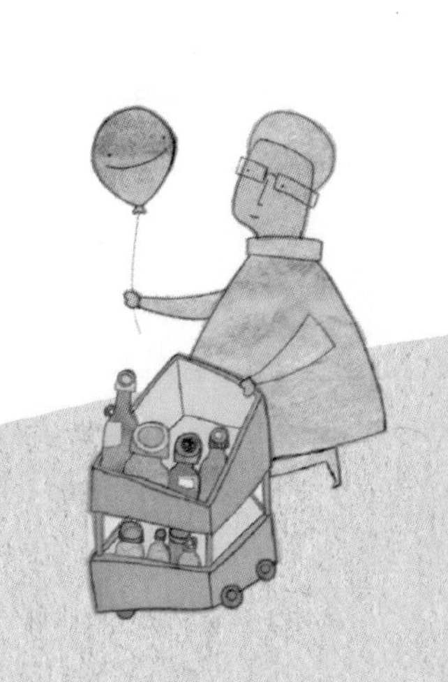

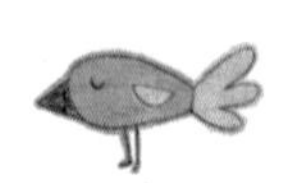

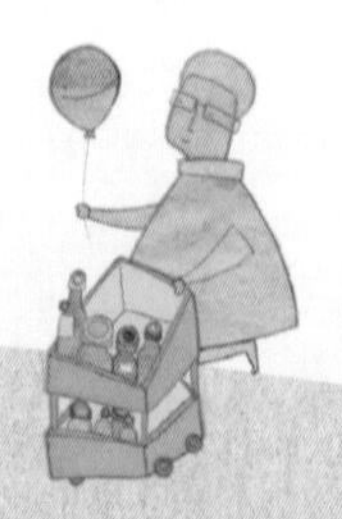

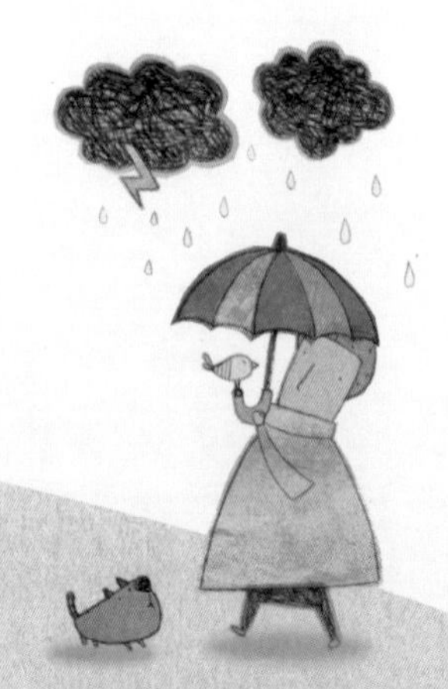

男丁格爾 2.0

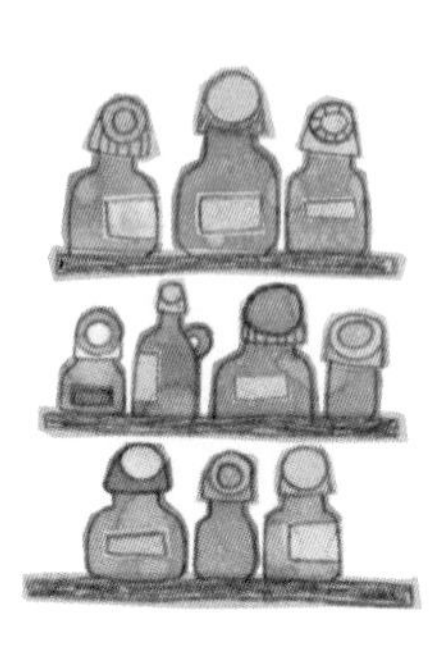

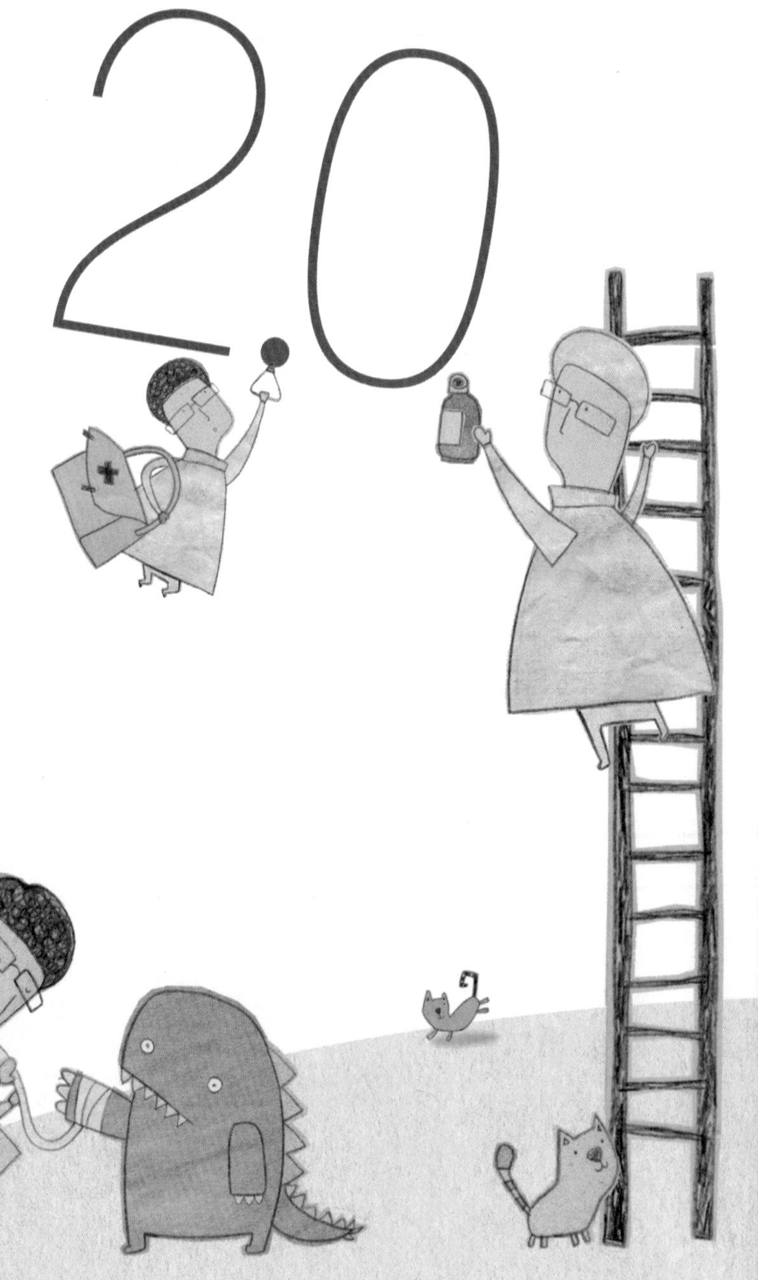

慈濟護理男丁格爾群——著

推薦序

三業齊備 優質男丁

佛教慈濟醫療財團法人執行長 林俊龍

傳統觀念裡，民眾認定護理師就是由女性、醫師就是由男性來擔任，但是我們現在應該要改變這種刻板印象。

就醫療的分工來看，醫院對於護理人員確實有特別的需求，護理師與醫師主要不同在於醫師決定診斷與治療的方向，但是醫師沒有辦法長時間一直守護在病人的身旁，而護理就不同了，他們與家屬及病人的接觸比較密切，因為護理人員輪值三班、二十四小時待在醫院裡面，對於病人的第一線反應，護理可以立即得知並透過與醫師的商量討論，決定後續的治療對策。所以，護理所扮演的角色是舉足輕重的！

護理師擔任的另外一個角色就是關懷者，醫療是一個專業的過程，不同科別有不同科別的專業，而在醫療過程當中，如何傳遞那分關懷、那分愛心特別重要！為何傳統上由女性來擔任護理人員？也是因為傳統觀念認為女性在語氣上及態度上比較溫柔一點，但有些情況下，男性護理師卻比女性護理師更合適，譬如搬運病人時，出力上男性就比女性輕鬆一些，迄今的護理界雖仍無法脫離以女性為主的護理照護，但因應新的或特別需求的增加，男護理師在整個醫療體系裡仍日益重要。

根據臺灣護理師公會全聯會二〇一七年五月的統計資料，臺灣男性護理師就業人數逐年提升，已將近百分之二點五。急診、加護病房、身心科、泌尿科、手術室等增加男性護理師的需求更是明顯。而臺灣護理學校招收男性學生的比例也逐年增加，顯現護理就學與就業的男女人數比例，已經顛覆了傳統思維。而在各家慈濟醫院中，男護的比例也多高於臺灣男護就業的平均比。

慈濟醫療團隊經常有機會在災難發生的第一時間，參與海內外賑災義診，而男護理師在急難救助所扮演的角色更顯重要。當災難發生時，第一個抵達且從事醫療救助的護理師，常常要協助攜帶醫療物資，男性的體力通常較能負荷揹負儀器與藥品等，人身安全上，也比女性佔優勢，男護的重要性可見一斑。此外，在急診兵荒馬亂的混亂情況下，以及在身心科常需面對暴力、言語威脅等特殊病人的就醫環境裡，這二科的護理長多由男性擔任，遇到問題「他們」比較能處理，男護理師價值益顯。

醫療其實是一個冰冰冷冷的行業，因此在服務病人的過程裡，如何增溫傳遞關懷及愛心，端看是否注重醫療人文這一環。專業與職業不同，職業只是養家餬口之用，但是敬業則需要有那一分信仰，有一分付出的心。慈濟的男丁格爾都非常勇於承擔，願意付出，在每個單位大家都讚譽有嘉，他們是慈濟醫院中非常傑出的一群人。在專業方面，他們在學術上要發表或研究都沒問題；於敬業方面，他們對自己工作的那分認同感，讓他們得以全心投入，進而從當中獲得了喜悅，這就是樂業。面對這群專業、敬業、樂業，三業兼備的男丁格爾，我們應該給予熱烈的掌聲。

前一本《ER男丁格爾》一書出版後，獲得廣大回響，帶動更多男性甚至女性投考護理學校，並邁入職場照護病人。此次《男丁格爾 2.0》出版，書中收錄許多男護理師親筆描述的護病故事、護理生涯與成長歷程。感慨的是，此書特別以〈懷念榮峰〉篇章，紀念曾在大林慈院服務多年的鄭榮峰護理師，二〇一六年榮峰升任他院的副院長，沒多久突然因心疾在盛年離世，現在他的太太依然在臺中慈濟醫院大家庭的溫暖呵護下，繼續發揮護理良能。真心推薦這本字字真摯的好書，讓我們一起打開書頁，細細閱讀專屬於男丁格爾的故事。

推薦序

男丁格爾，你可敢？有感亦勇敢！

臺北醫學大學學士後護理學系副教授　賴甫誌

Wanna be a nurse? Yes, I Do and I Dare!

記得一九九〇那一年的夏天，由國境之南來到臺北就讀全臺灣第一個招收男性護理大學生的醫學大學就讀，南丁格爾就此成了男丁格爾！這一轉眼二十八個年頭過了，男性開始接受護理教育與投身護理工作行列也超過三十年了，除了男性護理師的比例上升到百分之二點六（二〇一八年一月護理全聯會資料）之外，在不同的護理專業領域裡，由男性護理師擔任不同行政職位如護理長、護理督導長、與護理部主任也愈來愈多見，而護理教育機構裡也逐漸見到男性的護理講師與教授們的身影，然而在社會上對護理人員以女性為主的性別形象中，男性的加入對護理的專業、教育、社會形象、與未來發展帶來的是什麼樣的影響？是一個值得所有性別的護理教育、行政、與臨床工作者去深思的議題！而在思考這一議題時，男性護理人員們對護理的思考、經歷與信念，更有助於護理同業、其它專業與社會大眾更全面且深入的看待男性護理人員與護理專業性別角色的樣貌！

慈濟醫院是國內少數擁有高比例男性護理人員的醫療體系，體系也對男性投入護理行列給予極大的鼓勵，本書分享每位男護理師在接受護理教育啟蒙時同性典範的缺乏，投入專業職場時的起心動念，被病人與家屬誤解、詢問、質疑、自我懷疑，到一本初衷永不放棄，最後得到病人、家屬、醫療團隊同仁與社會大眾肯定的心路歷程！此外，這本書亦提供許多少見的男性護理師在護理專業中與不同性別同仁的互動，也讓讀者更能以不同的性別視角來審視不同性別在護理專業中的表現。

有些專業或許具有性別單一性，然而一個專業的形象卻不見得與性別有直接的相關。任何的專業都應有不同性別參與其中，才能更完整而全面的提供專業的服務與發展，雖然歷史使然，讓護理專業百年來大多以女性為主，喜見護理有愈來愈多的男性加入，這發展的軌跡也將被見證在這一本書中。

最後期盼當護理專業所圍繞的中心——病人與家庭，在被不同性別的護理人員照護時，能感受到這群強大而對護理心無二念的天使們，關懷、專業、溫柔、勇敢俱現。也希望更多有志於護理專業的人，一如我在序文開頭所說的，當個護理人員，你敢嗎？我敢！也希望你在讀完這本書後，有感亦勇敢！

推薦序

跨越護理專業性別藩籬的男生、男聲

大葉大學護理學系主任　楊政議

臺灣護理界於一九八五年由臺北護專（現今臺北護理健康大學）與臺北醫學大學護理系開啟先端，同步招收男性學生，導引男生進入護理專業，至今已經三十餘年，這些男性護理人員我們慣稱「男丁格爾」，隨其個人生涯發展，逐漸地分布於醫護相關的產、官、學界，並且都有良好的發展。長期關注護理專業兩性平衡發展的人一定會知道，目前臺灣男性護理人員將近四千人，約佔百分之二點五，相較於美國、加拿大的百分之五到六，英國、澳洲的百分之十以上，我國目前男性護理人員比例仍偏低，但多年來都呈現穩定成長的趨勢。

統計數字大概只能讓我們知道男性在護理專業發展的大致輪廓，聽他們述說生命故事，才能讓我們深刻地了解到他們獨特的生命經驗，進而進入到他們的世界。本書邀請臺北、臺中、大林、花蓮慈濟體系的醫院及學校共三十三位男丁格爾，透過文字談談他們與護理的關係，包括個人進入護理專業的機緣、在臨床實務照護過程中與病人及家屬互動的有趣或感人的經驗，以及在護理這個大家庭生活上的點點滴滴。雖然同為男性護理人員，各自在護理專業的不同角落服務多年，我其實並沒有機會正式與這些男性護理夥伴們認識，但我們有類似或共同的成長經驗，這些經驗是我們的共同語言，即便透過文字閱讀，我們也能一見如故，很自然地進行內心對話。

受到早期的刻板印象影響，一般民眾慣於將護理歸類為女性的專業，於是身為男丁格爾的我們或多或少，在生命中的某一段時間，可能會面對性別角色與職業角色的心理衝突，我們懷疑自己是不是做了對的選擇，甚至思考或盤算著轉系、轉學或轉職，在學習與就業的成長過程中，可能承受外界好奇甚至異樣的眼光、經歷病患或家屬誤認為醫師的尷尬處境。我們得花一點時間說服自己或旁人，護理不是女生專有的行業，並捍衛自己身為一個男生，在護理專業學習與就業既合法又合情合理，辯解男人也可以展現不同樣貌的細心、關懷與同理，以及尋找男生在護理專業發展的價值與優勢等。當然，這一路成長，我們也都受到家人、親友、師長、病人及家屬、學長、學姊、醫護前輩們的支持、勉勵與正向回饋，支撐我們更加堅定地留在護理界發展。漸漸的我們會了解到，當我們經過內心的一陣亂流，開始致力於提升個人專業知識與技能，或者專注於病人照護，我們就會發現性別與護理其實沒有那麼衝突，也沒想像中嚴重。當我們站穩腳步，自然地就會在護理專業中找到個人價值，發展出屬於自己的一片天。

近年來，我從護理臨床轉任教職，我欣然地察覺到，男生念護理系的比例愈來愈高，並且很多都是在具有醫護背景的家長或親友的建議下就讀護理，在充分的資訊及心理準備下，他們很清楚自己的選擇，當面對外界的好奇或質疑，他們也能夠有自信的回應。

本書三十三位男丁格爾的生命經驗，推薦給有志從事護理工作的年輕男性朋友們，透過閱讀，你將會清楚地了解到男丁格爾們在護理專業發展過程中所可能會經歷的處境與特殊經驗，也會學習他們如何在護理專業中成長、茁壯與展現自我，又或許你將會發現，其實護理正親切地在向你招手。

目錄

推薦序

真心護你

【啟蒙】

驀然回首

【成長】

【受教】

白衣心語

【助人】

【懷念榮峰】

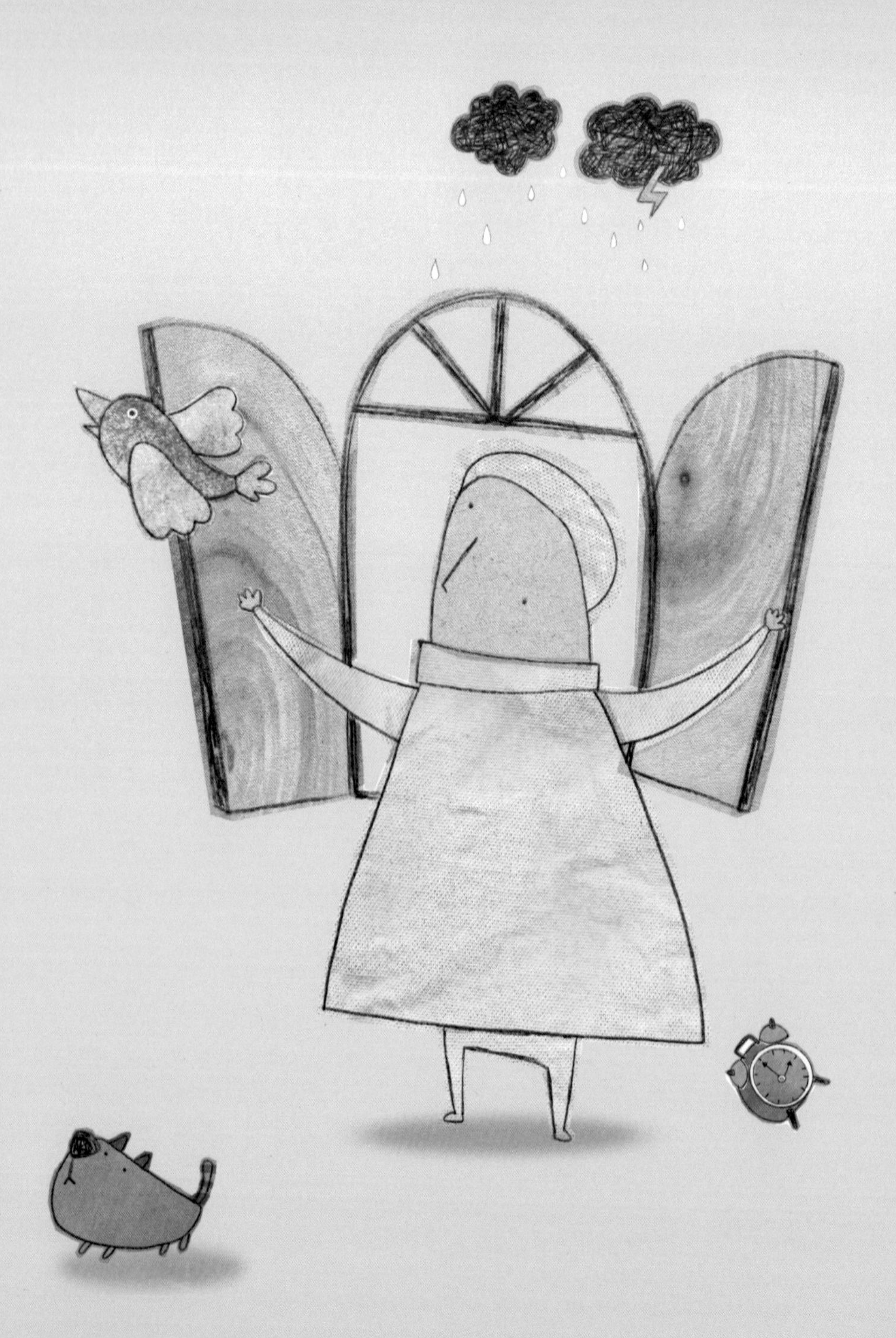

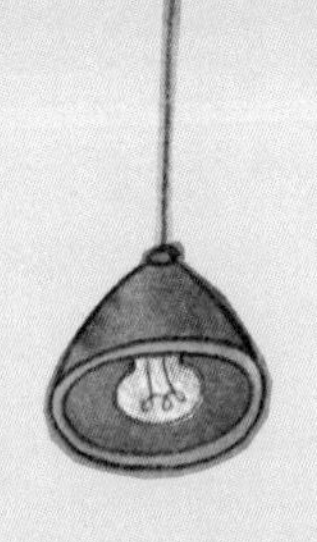

真心護你

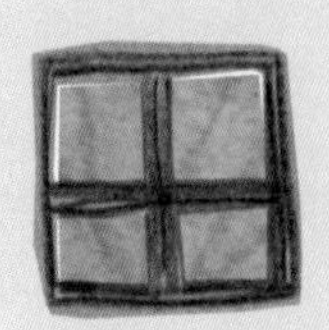

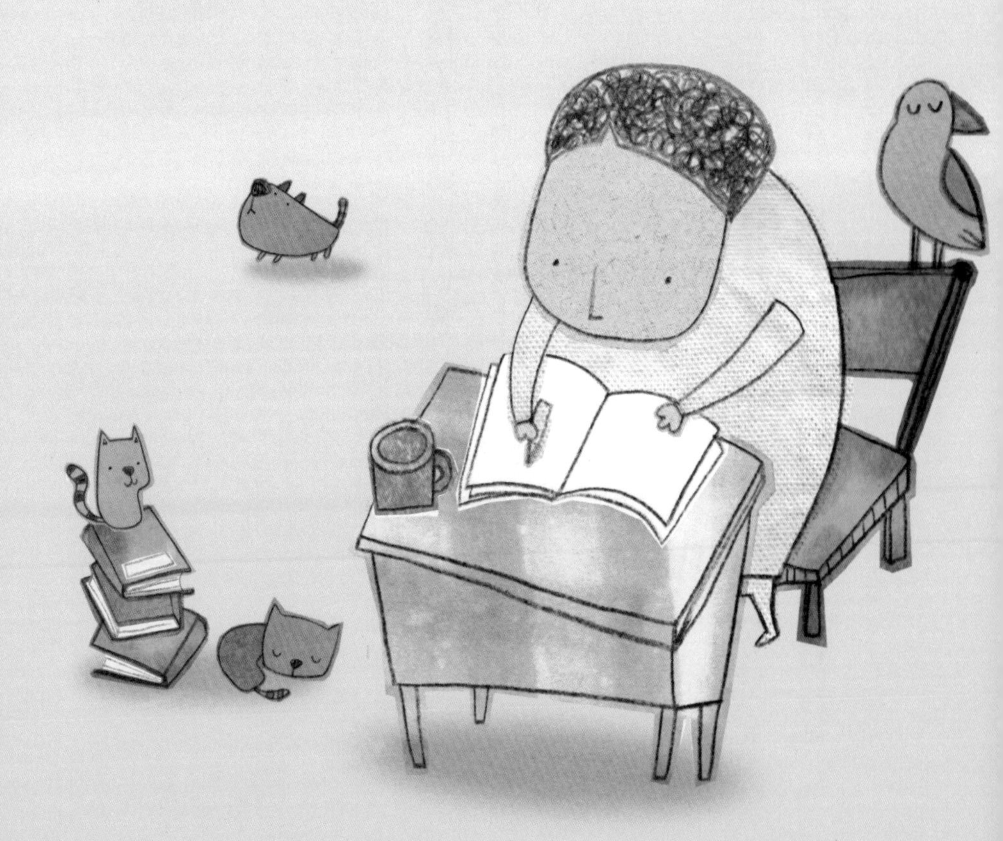

【啟蒙】

病人眼中的我

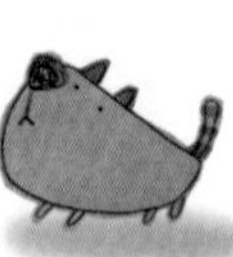

臺中慈濟醫院八A病房護理師
文／鄭舜鴻

從小沒什麼志向的我，在高中畢業後，發現自己不知該選擇哪一條路，看著同學們都已經選擇了自己的志向，某日突然看到護理學校招募的海報，突然靈機一想，乾脆去唸護理學校好了，於是開始我的護理之路。

病人不見了，把握當下的領悟

大學時，曾經在臺中慈濟醫院外科病房實習，父母親為慈濟委員，實習期間除了接受到老師的教導之外，也受到單位學姊熱誠的指導，學姊每天都很忙碌，但還是非常有教學精神的教導我們，所以大學畢業後，當完兵就選擇了臺中慈院工作。

剛進入臺中慈院時，一點都不陌生，因為先前有在醫院實習過，但壓力仍存在，尤其是打針及換藥的技術，在學習的過程常惹家屬或學姊不高興，但經過這一年的洗禮，技術愈來愈純熟，很多病人還指定要我打針和換藥呢！

一位大腸癌術後入院執行化學藥物注射的阿姨，一開始認識她時，以為她很嚴肅，但後來阿姨每次來打化療時，都會記得我們大家的名字，有一回阿姨住院，問了我一句話：「舜鴻啊，你為什麼要來當男護理師？」我告訴她：「因為我喜歡照護別人，而且只要看到病人因為我們的照護而順利出院時，心中有股莫名的開心。」阿姨也稱讚我的細心。後來有一段時間未見阿姨來做化療，輾轉才從她的家人得知，阿姨已經往生了，當下心中有種莫名的感傷，頓時心中有股領悟，要把握當下，珍惜現在所擁有的一切。

幾秒鐘換來的微笑

這天，我坐在護理站前寫著紀錄，手指正快速的在鍵盤上跳動著記錄病人今日狀況時，眼角餘光看到一位面容憔悴、走路蹣跚的老婆婆從我面前走過，她一手推著點滴架，一手拿著尿袋，看起來非常的吃力，於是我停下手上工作，快步走向那位老婆婆，請她停下腳步，並協助更換了一個可吊尿袋的點滴架給她，老婆婆微笑的對著我說：「護理師先生，不好意思，你們這麼忙，還要麻煩你，而且你好細心喔，感恩你喔！」我笑著跟她說：「不用客氣啦，這樣你會比較輕鬆一點！」說完老婆婆轉身離去。看著老婆婆的背影，頓時心中有著無限的溫暖與感動，因為這只是一個小小的動作，只需花幾秒鐘的時間，卻能打動病人的心，對我來說，真是值得。

進入臨床工作算一算已經快滿一年了，期間受到單位學姊及護理長的很多的鼓勵與教導，學姊們都會不厭其煩的教我很多臨床事務，每次不小心犯錯，護理長都不會大聲罵我們，反而是安慰與鼓勵。

之所以會留下來繼續護理工作也是因為這樣，護理這條路雖然辛苦，但在這一路上碰到很多的貴人，讓我工作起來更得心應手。希望未來為病人服務，能見到更多的病人微笑，幫助更多更多的人，那是對我極大的肯定。

【啟蒙】

原來菜鳥也可以

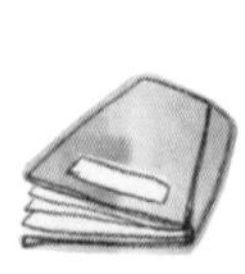

臺北慈濟醫院外科加護病房護理師
文／朱濟廷

從依賴老師的護生轉變成要獨當一面的新手護理師，總讓我感到緊張和壓力，甚至喘不過氣來。每到加護病房的會客時間，我注意到許多探訪病人的家屬，總是露出擔憂神情或焦慮行為，儘管我還是一位菜鳥護理師，我問自己可以怎麼幫助他們？

在工作的第二個月時，有一位家屬讓我印象很深刻。這位姊姊的母親是一位被貨車撞到，造成顱內出血、昏迷的老太太。雖然進行了神經外科手術，老太太一直沒有醒過來，每天繼續依賴著呼吸器維生。但呼吸器使用久了，老太太開始出現肺炎和尿道炎的感染合併症。由於生命徵象的不穩定，老太太的呼吸器，當然就不可能拔除。每天看著老太太因治療所造成的折磨，這位姊姊和其他親人的內心也充滿不捨和煎熬。

有一天，又到了會客時間，醫師向家屬姊姊和其他親友說明老太太的預後，也請他們思考移除老太太呼吸器的可能性，以減輕老人家的痛苦。我觀察到，他們在面對「讓媽媽活下去」或「讓媽媽善終」的選擇時，出現困難。要怎麼決定，才是對老太太最好？家屬間開始有不同的意見，也出現爭執。我也看到家屬姊姊的無助和悲傷。

因為是菜鳥，在那當下，我不知道自己可以為他們做什麼？我就留在討論室陪伴他們，耐心、專心地聽他們的對話，對沒有說話的家屬，我主動問他們，有沒有想要說的話。討論過程中，家屬們有時爭執，有時又沉默不語，掉著眼淚，我就遞紙巾給流淚的家屬。但家屬還是無法決定要選擇那一條路？

為了讓他們可以好好的討論，我將討論室留給他們，不催促他們做決定。儘管困難和悲傷，他們最後達成不讓老太太繼續受苦的共識——決定拔管。在老太太往生時，家屬姊姊抓著我的手臂，帶著眼淚，哽咽的對我說：「謝謝你，要不是有你，媽媽沒辦法走得這麼安穩，我們也沒辦法過這一個大關。」她緊握住我的手臂，即使現在，我還能感受到那股沉重的力道和溫度。

謝謝老太太和家屬姊姊教我的功課——原來菜鳥新人也可以幫助病人和家屬，陪伴家屬面對生死決定；只要我們能夠真誠地關懷、陪伴和傾聽他們的需求。

謝謝他們為我上了這寶貴的一課。

【啟蒙】

啟程航向護理路

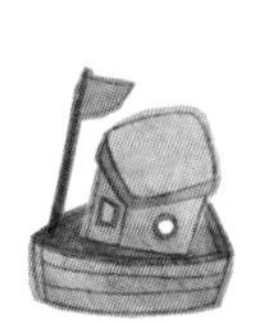

慈濟科技大學四技護理系四年級
文／翁振國

小時候的一場大病讓我的人生有了一個重大的轉捩點，也改變我對人生的態度與看法。一個視運動為人生目標，喜愛在陽光下奔跑的我，在國小最後一場全國比賽前退出了足球隊，因為醫生診斷出我得了惡性骨肉瘤，就是俗稱的骨癌，我的脛骨已經被吞噬殆盡，不得不立刻接受治療，就這樣我離開了最愛的球場，進到冷冰冰的醫院開刀、化療，但是醫護人員的陪伴及關心深深的鼓勵了我，那種無微不至的照顧，像是把我當成自己的孩子、親人一般，我才感覺到為什麼有人可以如此的無私付出，即使我們沒有任何關係，這也讓我在總共長達兩年的住院期間能有更多勇氣去面對挑戰。

即使延畢也要轉護理系　想把溫暖帶給病人

一開始進到慈濟科技大學時讀的是醫放系（醫學影像暨放射科學系），起初我想說只要能進到醫院做醫療相關的工作，就能幫助到更多需要幫助的人，後來四技護理系招收轉學生，我開始有了轉系的想法，因為我發現「護理」是讓我感到溫暖的一個職業，我想深入學習，也將這分溫暖帶給許多跟我一樣的孩子。

轉系的過程其實沒有很順利，因為一旦轉系最直接要面對的現實問題就是有可能會延後畢業。當時的我已經要準備升上三年級了，如果降轉後又延畢，一來一往就會拖延兩年。我詢問了很多人的意見及看法，大多數都勸我繼續讀完就好，因為護理工作非常辛苦，但我會不會因此留下遺憾，這是我所在意的，最後我還是選擇抱持初衷，轉讀護理。

感謝老師貴人　提點拚準時畢業

轉系後，班導莊瑞菱老師幫了我很多，幫我注意修課狀況及日後課程的安排，對當時毫無頭緒，忙得焦頭爛額的我來說是一個非常重要的貴人。瑞菱老師是真的把學生當成自己的孩子一樣的照顧，因為知道我的情況，所以盡全力幫我能夠準時畢業，也時時提醒我要注意之後所有的安排，才能如期畢業，不枉費當初轉系的辛苦。

在轉系面試時遇到了彭少貞主任，我記得當時她只問我怎麼會想讀護理，我告訴她我的想法之後，她二話不說幫我簽了名。當時的我其實沒有想太多，是後來上了少貞老師的課，我才感覺到她為學生的付出；時常有同學上課分心，但老師不是以責備的方式處理，而是關心是否身體不舒服或是昨天晚睡了？有一次老師關心我的適應狀況，我沒想到的是老師還記得我。「身體有沒有好一些？」「課程內容還跟得上嗎？」這些關心對我來說都是很大的動力。

現任（三、四年級）班導均典老師對我來說，也是護理路上的一位貴人。因為轉系的緣故必須跟其他同學有不同的實習計畫，這時老師必須幫我們提出簽呈到系上、到學校去開會審核，常常因為這樣多了許多事務要處理，但老師還是全力協助，希望我能如期畢業。我們已經是大學生了，老師們所做的不必然是本份事，只是因為把我們當成自己的孩子在照顧，我更應該要珍惜和努力，才不會辜負老師們的期望。

充實的護理學涯　養成終身學習的習慣

從充滿著物理、化學計算公式的醫放系轉到護理系，轉眼也過了兩年，即將邁入第三年，過程雖然艱辛，但這都是日後成長的養分。有時候心裡會思考著，如果當初不轉系，現在已經畢業了。但我不後悔，因為我知道自己的目標在那，我也朝著那個方向在努力著。

剛開始不習慣，人家說大學是「任你玩四年」，愈高年級課程會愈來愈少；但護理則是一如往常的向上增加。慢慢熟悉之後，已經習慣了「充實」的生活步調，護理路不就是如此嗎？終身學習，學無止境，臨床不斷的在進步，我們只能不斷的充實自己才不會被淘汰，因為我們今天的所學，可能變成明天的歷史，這是我很深刻的體會。

以意志力支撐　實習考驗體能與心量

起初要轉系時，家中非常反對，因為我的身體狀況不是很允許久站的工作，自從十二歲生病之後，右腳換了人工關節，家人就非常反對我嘗試有可能傷害到腳的事情，這些我都能了解，所以當初也是經過了一番溝通才得以如願。

到了四年級連續的實習開始，我才深刻體會到身體的健康真的非常的重要。因為常常需要久站和不停的走動，加上長時間的工作，長時間的壓力累積，無法解除的疲勞，已經讓身體出現了強烈的抗議訊息，雖然我不認為我的身體會比一般人差到哪裡去，但事實上身體素質的基本條件就已經是一個考驗。經過了無數次的化療、開刀，身體早就已經傷痕累累，現在的我說是為了夢想也好，說是為了自己的決定負責也好，都是需要靠意志力來撐下去。相信許多走上護理這條路的同學們都有一股屬於自己的意志力在支撐著自己，護理是良心也是愛心，需要的是無限的熱忱與喜悅，我想這就是支撐著這條路上每個人的力量吧。

一步一步來　先顧好自己的身心

四年級的全年實習開始，也代表著我的護理人生邁向一個新的里程碑，在經過幾個梯次的實習之後，看到很多也學習到了很多，看到的是人生的無常與希望，學到的是待人處事和人生態度。實習的過程非常的辛苦，不止要面對學長姊、老師還有家屬，下班後還有報告、資料、藥物等著我，這些無不是壓力，許多人到了這個階段就起了退轉心，因為那種徬徨無助的感覺會讓自己迷失了方向。還記得在實習期間，因為連續的實習加上臨床上的不順心，我問了淑敏老師一個問題：「如果對護理的熱忱消失了怎麼辦？」老師回答我：「消失就消失了呀。」當下我愣了一下，老師接著說：「每一個人的生命中本來就會有許多起起落落，有開心的也有不順心的，熱忱這種東西本來就不可能長久，一定會有倦怠感，如果因為一時的低潮就把自己困住了，那就去散散心吧，比熱忱更重要的是你的目標，有目標才會有動力，有動力就會有收穫，有收穫自然更加努力。」

我常思索，我們好像都把所謂的「護理」兩個字所帶來的壓力全壓在了自己的身上，老師說我們現在只是護生，這時候把「護理」兩個字放大再放大，只會讓自己更抗拒。我想了想，這個階段應該要好好充實自己，而不是庸人自擾，想太多反而扼殺了自己的護理道路。理解了這一點，讓我對護理有了更深一層的體認，護理不只是照顧病人，更重要的要先照顧好自己的心，自己都照顧不好了要怎麼照顧別人呢？也因為這個困擾著我的問題得到解答，讓我有了更堅強的意念朝護理這個方向努力。

付出的機會難能可貴　堅定傳愛與善的初衷

人總是在充滿壓力的環境下，才會有爆炸性的成長，壓力等於動力等於承擔力，每當獨力完成一項技術後所得到的成就感是好幾倍的，或是得到任何人的讚賞時，那種發自內心的喜悅，最感動的莫過於個案或是家屬的一句「謝謝，辛苦你了」。看著個案一個一個康復出院，這些不就是我們最原本的初衷嗎？回想當時的我，也是被這樣細心的照護著，現在終於輪到我有機會可以付出，當然必須要把握住這個難能可貴的機會。這些不斷得到的回饋，不管是好是壞，都堅定了我對護理的決心。

對於未來，我想勉勵自己，相信凡事都有先後順序，人生中不會有平白無故發生的任何事，不管面對任何的挑戰，要克服難不要被難克服，一定要記得自己的初衷，保有一顆熱忱的心，成為一位能視病如親的優秀護理師。也期望能夠如願的在兒童癌症病房服務，以過來人的經驗去陪伴孩子們平安健康的走完療程，在他們幼小的心裡也埋下一顆善的種子，有一天能成長茁壯。

【啟蒙】

人生從此不同

文／陳勇志
臺北慈濟醫院內科加護病房護理師

原本就讀高職汽修科，和同班同學一起跨考衛生類組，因為本身對於手工極有興趣，想選擇中臺科技大學的牙體技術科系，但因為推甄面試時準備不夠充分，沒能順利錄取，因此轉而就讀護理系。在學初期也試著參與校內的轉系考試，結果也不盡人意。或許，是護理與我有著相當深的淵源，也或許，是上蒼賦予我此生的任務就是幫助他人。

接下來的日子，我沒有選擇逃避，四年的大學生活，我過得相當充實，歷經了各科別的實習，讓我體悟到不要好高騖遠，人生踏實些或許比較實在。看著躺臥在病榻上的人們，家屬在旁細心、耐心的陪伴照護，形影不離，深刻體會到人生無須過度執著於追求名和利，健康喜樂才是人生的根本。

當我考到護理師執照的那一刻起，我終於明白伴隨而來的是更遠大的責任。當兵的那個年頭，我不斷思考著人生規劃，直到退伍後仍不斷思索該選擇哪間醫院成為我的人生里程碑。不禁回想起在臺中慈濟醫院實習的那些日子，慈濟醫院總是給人充滿溫馨、希望的感覺，可愛的志工師兄師姊們，醫院內部的裝潢巧思，著實給了人們溫暖的感覺，讓醫院不再只是冷冰冰的建築物。加上地緣考量，最終選擇臺北慈濟醫院，以內科加護病房開啟了我社會新鮮人的職場生涯。

所謂初生之犢不畏虎，加上我生性樂觀，抱著膽大心細的處事態度，讓我面臨工作的挫折、挫敗時，總能夠大而化之，將問題一一化解。在照護病人的同時，看著重症病人的病情漸漸好轉時，內心的澎湃是無法用言語形容的；面對家屬的無限感激，看在眼裡、牢記在心裡，莫忘了初衷，感謝單位的學長姊們，個個都很有教學精神，有耐心，當中最感謝的莫過於初到單位時帶領我慢慢成長茁壯的黃如婕學姊，她樂觀正向的態度讓旁人都被這氛圍感染，讓加護病房不再只是個被家屬及病人認為沒有希望的地方，從她身上，我看到非常多值得我去學習的部分，我也會謹記在心。

踏入臨床這一年多以來，從最剛開始的不熟悉、內心的恐懼焦慮感，到後來慢慢駕輕就熟，漸入佳境，也曾面臨到病人需要急救CPR，當時情景歷歷在目。曾經照護一位EV bleeding（食道靜脈曲張出血）的六十幾歲阿伯，利用上班的閒暇空檔和他聊天，得知他有酗酒習慣長達四十年，甚至與他分享家父的親身經歷，勸說酗酒真的是不好的習慣，建議他「如果可以的話，這次出院就把酒給戒了吧！」阿伯也承諾歷經這次之後肯定不再酗酒。阿伯人相當客氣，待人也相當友善，談天過程三句不離「請」和「謝謝」，住院過程中多次胃鏡檢查，醫療處置該做的一項沒少，團隊盡了人事，病情曾一度好轉，但好景不常，後續每況愈下，到最後仍然撒手人寰。或許阿伯不曾想過，此次的入院竟是最後一次，家屬悲慟萬分，我也感到相當惋惜。

學習護理，踏入臨床工作，令我深刻體會到，人活著著實該把握當下，珍惜身旁及周遭的人、事、物，也非常感謝這位病人，讓我獲得了許多經驗以及書本上沒教的事，為我上了寶貴的一課。

護理這份工作、這個職業令我感到驕傲，它讓我的人生從此更不一樣。在臨床上的所見所聞，都將深刻烙印在我記憶裡，這份工作也讓我深刻感受到人與人之間互動的人情冷暖。此外，也感謝滕安娜督導給我為慈濟醫院拍攝招募短片的機會，這是未曾有過的體驗，讓我的人生更添色彩。期許自己在未來的護理道路上能夠更加精進、提升自我，並提醒自己莫忘初衷，「愛」能讓凡事變得更美好，共勉之。

【啟蒙】

急診的滋味

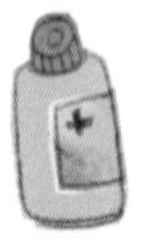

臺北慈濟醫院急診室護理師
文／賴鼎璁

關掉響了半小時的鬧鐘，寒凍，我從被窩中爬出。

普羅大眾在這個新春時節，都是全家團聚，而我卻在這快上班遲到的邊緣掙扎，感嘆幾秒後，我迅速的打理好自己、出發去上班。進急診的更衣室前，瞥見休息室一旁桌上的年菜，什麼都有、也絕對豐富，卻少了年菜該有的基本班底——「長年菜」。

煮得軟爛卻又形狀完整的長年菜，一絲絲剝開來吃，有著長壽的意味，比較傳統的家庭，甚至會在新春期間餐餐都有長年菜，而且不能吃完，一定要在整鍋吃完之前，補足新的長年菜。而新舊交替之間，總是會有幾片被筷子遺忘的菜葉，讓這鍋在年假期間永不見底的長年菜，在新春總帶了點承先啟後的味道。

沒嚐到長年菜的滋味，時間也漸至深夜，原本忙碌的急診室冷靜了下來，病人也減少許多。在這春節期間，出不了院的病人及家屬，臉色比平時差上百倍，身處如此高壓的工作環境，讓同事們只能在得空之餘講講趣事、說些小八卦，或感嘆一年又這樣過了。

直到緊急電話響起，才讓大家又緊繃了起來。

「等一下九么送一個女性，Aortic dissection（主動脈剝離）。」值班學姊聽完電話，立馬廣播讓所有同仁準備。

「急救室有病人！」沒幾百秒的時間，病人已經被救護車送到，檢傷學姊冷靜的語氣間，伴隨病人慘烈的尖叫聲。

戴好手套，我跟著學長姊們衝進去急救室，眼前所見竟不是老態龍鍾的年紀，而根本是個少女！假睫毛、妝髮無懈可擊，但身上卻有著許多醫療過程的疤痕印記，這畫面讓大家驚訝了零點幾秒，卻又立刻被尖叫聲給拉回現實。一般來說，病人會被送入急救室，病況多數不會太好，這少女亦然，罕見疾病造成的主動脈剝離、生命徵象不穩、檢驗報告異常，再再顯示這病人的狀況不太妙。

急救到一個段落，好不容易要準備幫她輸血的我，在床邊被她那異常虛弱卻又奮力一握的手給牽住。「哥哥，我好痛……為什麼是我……不要救我了……為什麼是我……我受不了啦……」少女用她破碎的氣音嘶啞著。還沒聽完少女說的話，我的眼淚就已充盈眼眶，吸了一下鼻子，換我哽咽的對少女說：「聽好，現在所有人都在幫忙你，痛就叫沒關係，我們一起加油！」我不知道少女在疼痛的尖峰能聽到多少，但我知道她正在努力感受與忍受血管撕裂開的痛楚，而我們也正努力搶救與緩解病情所帶來的生命威脅。

少女在冷汗中掙扎了數小時，所幸在急救後穩定，並轉回原先就診醫院，讓當天的同事們不用把惋惜拿出來悲傷。下班後我反覆回想，難以忘懷剛剛見到的那一幕幕折磨，罕見病症幾乎如宿命般，長年威脅著少女的性命，儘管開過刀、持續追蹤，仍避免不了血管剝離。

直到年後從單位內群組看到少女健康的訊息、還有感謝的卡片，我忽然想起過年那晚，餐桌上少的那一味。如同長年菜般，當生命遇到了瓶頸、甚至即將殞落時，我們的急救照護，就是持續補添新菜的概念，從監測生命徵象、打針、檢驗、輸血、藥物、各種治療急救、打氣加油，一絲一縷的努力為的是讓生命得以延續，只是這鍋生命的長年菜，蘊含著所有同事們的不捨與心疼。

身為一位醫事人員，要準時跟家人團聚是件困難的事情，但我們卻能在過年的深夜裡，品嚐到人間喜悲裡那一絲絲的愛。

【報恩】

安哥的心願

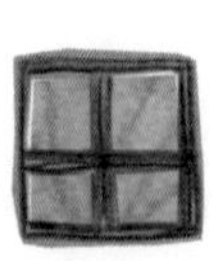

臺中慈濟護理之家護理師
文／趙偉安

我是「安哥」，出生於南投縣水里鄉，上有姊姊及哥哥，在純樸的鄉下，是在家倍受疼愛的老么。然而，在我就讀小學期間，父親因為意外導致右側顱內出血被送至醫院急救及開刀，當時我被家人帶到醫院，在加護病房看見母親淚流滿面，父親身上插滿了各種管子及各式的針，聽到親友們不斷地提到要我們乖巧，或許以後沒有爸爸了……。

當時我不懂為什麼爸爸不再理我們這些小蘿蔔頭，不懂為什麼他身上的管子比我鉛筆盒裡的筆還多，不懂這些大人們講的話為什麼讓我這麼難過，姊姊拉著我的手，二隻冰涼的小手互相緊握著，我的眼淚就像停不了的水龍頭開關一直流，淚水模糊地看著這些場景，內心充滿無助，那一瞬間我真想要馬上變成大人，做一位可以幫助爸爸的醫療人。感謝醫療團隊的努力，經過一個多月的時間，父親從病危中好轉，並移除了氣切及鼻胃管等，左側偏癱的情形經由復健，慢慢回復了日常生活功能。也因此，姊姊與我滿懷感激，相繼就讀護理系，希望能夠盡一分心力來照顧有需要的人。

大學護理學系畢業後，我回到中部工作，在內科病房期間，照顧過一位肝癌末期的病人，因嚴重的腹水而非常不舒服。面對家屬的徬徨無助，我感同身受，曾經父親生病時，我的心境就是如此。雖然病人在一週後離開了，但家屬不斷感謝我們，讓病人在生命的末期能夠比較舒服；記得遺體護理時，家屬眼眶泛紅地收拾行李，臨走前到護理站對我們深深地鞠躬，那個畫面片段，深深存在我的腦海中。

我想要幫助病人的家屬做更多，所以我開始想，再唸復健科系是不是也能幫助病人復健，再唸營養系能不能幫助這些生病吃不好的病人……我的護理生涯第一次有了要停下腳步離開的想法，因為，我害怕我做的只是對病人好的「一小點」，我很害怕我做的一小點不是病人想要的，開始胡思亂想，自我懷疑……幸好在主管和學姊們的幫助下，引領我回頭專注在工作上，一步一步地朝「做更多」的目標前進，從學習有關復健的知識開始。

接手新任務，協助籌備護理之家的成立，我的工作屬性從急性病房轉換到長期照護，護理之家的住民可能是臥床、失智、需抽痰，或者需要復健、中醫輔助等，照顧能比在急性病房時更為深入。

在護理之家，我覺得自己像是個開心的小孩，每天期許自己能夠將護理所學應用出來。在護理之家，可以與各個團隊合作，如醫生巡診時，討論住民的疾病及用藥及針灸，與營養師討論住民的飲食及營養需求，與藥師討論住民的藥物整合，與復健師討論住民復健進展及副木使用，與社工師討論住民的整合資源及團康活動，與護理的同事及實習學弟妹共同討論照顧住民等，我真的變成「做更多的護理師」！

慢慢地，每位住民家屬叫我的名字從「護理師」變成「安哥」，現在每當住民和家屬對著我叫「安哥」，我都很開心；當我停下腳步聽著住民訴説過往的豐富人生，看著家屬很放心的樣子，我很開心，我已經和他們的心融在一起；當他們跟我分享家中發生的大大小小事情，當我拿著飯菜哄著阿公、阿嬷再多吃一點，我很開心，我已經是他們的家人。也許我的護理生涯才開始，但是我要做更多的心沒有停止，因為我還沒有真正變成做更多的護理師。

在人生的旅途中，我很慶幸選擇了護理這條路，護理是對人有心的一份職業。有時候我會想，也許是護理選擇了我，如果沒有小時候的際遇，也許沒有今日想要在護理做更多的我出現。是護理砥礪我的人生發亮，也是護理讓我體驗到有溫度的工作，未來的路還很長，希望在護理這條路上的兄弟姊妹們，大家一起繼續向前行。現在的我每天在職場上，很開心與這麼多家人們天天在一起……。

【報恩】

熱血的紅手

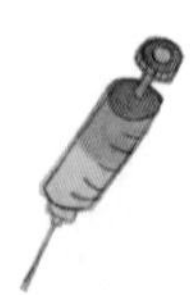

臺中慈濟醫院開刀房護理師
文／劉漢璽

我覺得生命最大的動力、希望與熱情，一是來自於行善，二是宗教信仰，很慶幸，兩樣東西我都能擁有；進入了佛教慈濟醫院工作，每天踏入手術室貢獻自己的棉薄之力救人。

答案讓人驚訝三次的職業

常被問起在哪裡工作，回答多了就練就一套模式，對方通常都會驚訝三次。「什麼！你在屠宰場工作。」「什麼！你是護理師。」「什麼！原來是在開刀房。」

是的，我是開刀房護理師。在汽車修理廠工作的叫黑手，我笑稱自己是「紅手」；黑手修的是汽車，而我幫忙「修理」的是人。一般人對於手術室的印象是「冷」、「血」兩個字，手術室充滿了金屬用具，金屬門、金屬器械，身體穿著單薄的手術衣，空氣很冷，醫護人員戴著帽子、口罩，只有露出眼睛，看不到表情，大家都長得差不多。

當初對醫科很有興趣，可惜沒有腦袋能唸醫學系，就這樣唸了頭銜好聽的輔仁大學護理系，跟著命運安排與貴人的提拔，從病房踏入唸書時沒機會了解的手術室工作，覺得是自己生命中很大的榮譽跟恩賜。

因母親得識佛法，結緣慈濟

與其說是來工作，還不如說是報恩比較貼切。母親癌症末期發病，是在臺中慈院啟業那一天，被緊急送到急診，後又轉出到醫學中心，經過了一年半，繞了一圈又回到慈院來，彌留的母親最後在慈院離開人世。這期間有慈濟志工送我一本證嚴法師的《無量義經》，這是第一本很白話地讓我能理解佛陀智慧的書籍，證嚴法師說的法圓融又慈悲，給了我很大的啟發跟安慰，也開始想正確了解佛教。

母親生病時，辭去工作陪伴了十個月，始終相信每個人都有屬於自己的使命跟天空，母親終究離開了，讓我萬般不捨，也是內心最深處的痛。萬般帶不去唯有業隨身，歡喜作功德、微笑修忍辱，好好活下去才是恆常不變的真。

每次看到的慈濟人，不論身邊或電視上的菩薩，總是很歡喜地替人服務，想到自己就是身在這樣的樂土跟大家一起活著，呼吸著，有說不出的喜悅。普賢菩薩有個警眾偈，證嚴法師常說，我自己也非常喜歡，與您共勉：是日已過，命亦隨減，如少水魚，斯有何樂。當勤精進，如救頭燃，但念無常，慎勿放逸。

與人為善，樂在開刀房

工作將近八年，經過手的病人也有近萬人，看了這麼多，感受最深的是兩個字——無常。每每在醫院，看到垂死掙扎的人、皮膚乾癟發臭的老人、呼天喊地的急症患者、捐出器官的人，都在提醒著我們人生無常，棺材裝的是死人不是老人，下次進來的可能就是我。佛教是先教人認清生命的本質就是，人一出生就是邁向死亡，人生如在不知何時會破裂的冰上快樂的跳舞；請問有智慧的您，無常先來還是明天先來呢？

在手術室裡奉獻，是興趣是熱情也是使命，每天在跟死神拔河，力挽狂瀾，捨我其誰，這種感覺很棒很實在！印象最深的經驗，是一個孕婦難產，進開刀房剖腹產，一如往常，胎兒推擠出來後開始大哭，順手就拿吸引器要幫忙清理口中的異物跟羊水，小小的他，用盡了全力，緊抓著我手術衣袖口不斷的拉扯，怎麼就是不放，醫生要抱去嬰兒床，還是一直抓著不放，讓我不禁哈哈大笑，也許他在跟我說謝謝，捨不得道別，也許，未來某個時空我們會再相遇，但是不認得對方，也許，他是未來的總統也不一定。如果當時他聽得懂，我會笑著跟他說：我不是你爸爸，你爸爸在外面著急呢！

來臺中慈院兩年半的時間，身邊有許多好同事與學姊的教導跟幫忙，學得更多更精，充實了能力跟功能，用心協助醫生把刀開好，將傷口清洗乾淨，輕輕敷料包紮，才安心把病人送出去。珍惜每一次協助病人的緣，成就每一件事，結下每一個善緣，是現在能做到的，謝謝慈濟教導我凡事感恩，真誠懇切的說出感恩的當下，讓人知足又幸福。

【挑戰】

天使在人間

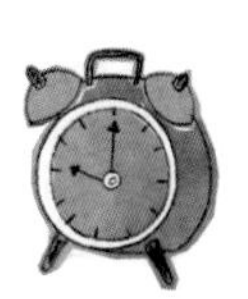

臺中慈濟醫院急診護理師
文／賴炤庭

護理從不是我人生中的一個選項，還記得小學時，老師問：「你們長大後想要當什麼？」在那個年紀，是快樂而且無憂無慮只顧著玩耍，哪想那麼多，不過在心中仍有些答案，軍人、警察、消防員，但都是模糊、無法確定的。小學六年級那年即將畢業，是人生中一個小小轉折點，看著身邊的同學為自己的未來做準備，自己也開始靜下心來，思考著自己想要什麼。看到表哥當海軍威風帥氣的樣子，心中似乎有了答案，於是，我報考了中正國防幹部預備學校。

在那之前，我每天都幻想著軍旅生活，期待收到入學通知，但人生總要有點曲折才過得精彩。直到現在，我依然記得那天我雙手顫抖拿著信封，明明是涼爽的春天，我額頭上卻是滿滿的汗珠，全家人的目光全注視在我身上，搞得好像金鐘獎頒獎一樣，小心翼翼的把信封撕開，深怕把裡面的文件一起撕壞了，打開信封前我還吞了一口口水，映入眼簾的卻是「體檢不合格」大大的字樣……就這樣經歷了人生的第一個波折！我開始認真完成國中學業。

經過兩次中正國防幹部預備學校報考失敗，我就像無頭蒼蠅一樣，迷失在人生的道路上。爸爸鼓勵我——唸護理吧！至少有份穩定的工作。就這樣我好像也被命運自然的推著走。

還記得那時對護理沒有很大的興趣，就是安分的上課下課，時間到就順利畢業了。退伍後，我什麼都不懂，什麼專長都沒有，只有一張護理師執照，雖然沒興趣但也不排斥，也只能去醫院上班。

要選擇什麼單位呢？想想自己最有興趣的就是身心醫學科，因為實習期間跟身心醫學科病人特別談得來。事與願違，我進入了急診，從沒想過的急診，作夢都沒夢到過的急診！

剛開始工作的前半年真的非常辛苦，因為我找不到工作裡面的快樂，更別說成就感了。不過，有些道理是要經歷很大的磨練才能體會，心境，才是面對挑戰時最重要的態度；我發現，其實我只要心態稍稍轉變，就會輕鬆許多。終於，我漸漸進入佳境，同時我也選擇進入了急救室訓練。

某天，一位到院前心跳停止的病人，由緊急救護技術員送入急救室，來到我面前。雖然說，這是我第一次處理到院前心跳停止的病人，但我就如同廢人般楞在那，什麼忙也幫不上，其實也不能說什麼忙都幫不上，應該說什麼都不會。當下我真的很氣自己，一個寶貴的生命竟因為我不努力的學習而流失。從此之後，我誓言要救活每一位病人，就算不可能，但我也要盡力。

另一次，也是一位到醫院前心跳停止的阿嬤，體型非常瘦，在我執行高品質的心肺復甦術時，壓著壓著，感受到我每壓一下，就有個力量在撞擊我的手掌，兩分鐘後，再次評估病人，她恢復了心跳！原來撞擊我的手掌的那個力量，是阿嬤的心跳。靠著我的雙手，以及整個團隊，救活了一個人，甚至是一個家庭的希望、一分愛，那感覺是無法言喻的。

急救室，是重症病人集中地，在這裡，每位病人的病況一個比一個差，而且複雜，比起診間，多了死亡與恐懼。但在這裡，我也看見了更多的愛。有天凌晨，一位癌末的阿姨因意識改變進了急救室，生前簽署了DNR（不施行心肺復甦術），醫生向家屬解釋可能時間不多，就讓家屬進急救室陪陪阿姨，此時的急救室只有阿姨一位，非常的安靜，安靜到連空調都顯得刺耳，阿姨的先生走進急救室，看得出來他勉強忍住淚水，不讓眼淚滑下，深怕阿姨看見、聽見，阿姨的先生對著已經無意識的阿姨訴說著從前的點點滴滴，以前倆人多愛唱歌，說著、說著，阿姨的先生就在急救室裡唱起阿姨以前最愛的歌，在這寧靜的急救室裡顯得格外悅耳，頓時我的眼眶濕濕熱熱的，悸動的心情久久無法平復；我想，我在生命的盡頭，看見最美的風景。

現在的我，熱愛護理這分工作，對於急診的熱情，更是滿腔熱血，心中更是滿滿的感恩，或許我從小的志願不是當一位白衣天使，但我卻在現在的工作裡，發現天使真的就在人間。何其有幸的，可以在工作中又同時助人，我想，我要努力的還有很多，我也一定會繼續努力，感謝每位陪我走過的工作夥伴，還有每位在我生命中流轉的病人。

【挑戰】

願在急診當柯南

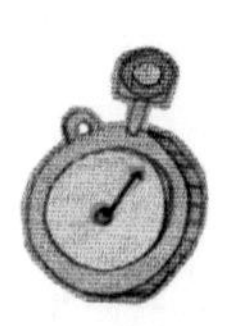

大林慈濟醫院急診護理師
文／游欣翰

急診是個讓人又愛又恨的單位，永遠無法知道下一位病人是什麼問題，也無法提前預測什麼時候會來，在急診，患者總是一直來一直來，造就了一句經典的名言——急診掛號無上限。雖然我們能快速處理，但面對一直掛號進來的患者，總壓得人喘不過氣來，不過也可以換一個角度想，享受上班那腎上腺素無限激發的感覺，下班後又能完全抽離；每天上班面對的，都是一個新的未知數，新的挑戰！

家人的支持成就志願

我是一位男護理師，家中有一位哥哥，從小家族內的男生大多選擇理工科，而我想和大家走不一樣的路，與媽媽討論，國中畢業後選擇了當時還很少男生會就讀的五專護理科，就這樣開始我的護理生涯。在護理的世界大多都是女生，男生很容易倍受矚目，不管做什麼事都會被放大檢視，剛開始確實有點不習慣，久了也習慣和女生相處及應對了。

在學校實習的時候，走過各個科別，內科、外科、產科、兒科、身心醫學科、公共衛生、開刀房，卻沒經歷過急重症單位，於是對急診及加護病房產生了各種憧憬，幻想著如果有一天我能到急診或加護病房工作，對於我的護理及緊急應變能力，一定會大大的提升，加上我的個性喜歡「快」，做事快速，於是在二〇一四年八月，進入了大林慈院急診室服務。

把病人當老師，治療像破案一樣開心

進到急診，讓我深深覺得自己能力的不足，醫學就跟大海一樣深不見底，而急診又會遇到各種病人，看著資深學姊們因為學理、經驗豐富，能與醫師在處理患者上配合得天衣無縫，我在心中立下願，有一天我也要像學姊一樣厲害。

學姊告訴我，把每一位病人當成老師，從他們身上學習，配合回家查資料，漸漸地，我開始懂得急診的箇中奧妙，我們不是上帝，無法一眼就看出病人身上出了哪些問題，所以急診就扮演偵探的角色，快速找到患者外在及潛在的危險，並解決它，這種破案的感覺，不就像每次看《名偵探柯南》一樣過癮，讓人非常開心。

在急診臨床，大概除了女性性侵個案無法跟診，無法幫上任何忙之外，限制其實不多。大部分女性都不太在意男護理師做心電圖，但遇到較年輕的女性做治療時，還是會禮貌性問一下是否介意，大部分人都能接受！而且在急診，為男生放置尿管是屬於專科護理師的業務，但男護理師也可以執行，在患者多的時候可以幫上忙。另外，年輕的男性若要從臀部打深部肌肉針劑，男性護理師也很受歡迎。而且男生力氣比較大，在處理喝醉酒、身心科患者、暴力患者，都可以助一臂之力。

在急診的工作能力，一天比一天進步，從剛開始的懵懂到現在可以掌握狀況，例如什麼樣的患者大概會做哪一檢查、哪些處置，能清楚了解手上患者發生哪些事，以及後續動向，讓我覺得自己成長許多、很有成就感。

如果你（妳）也喜歡急診，歡迎一起挑戰！

【挑戰】

傻瓜精神 All is well

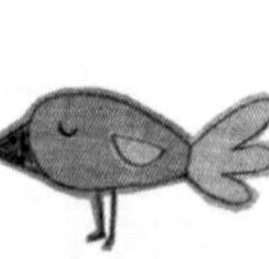

大林慈濟醫院外科加護病房護理師
文／楊浩

度過了大頭兵一年生活的我，隨即進入職場。原先第一志願為手術室，因講話不經大腦，待人處事毫無禮節且粗線條的個性，我自知無法進入病房或加護病房，深怕自己犯錯，無法照護病人、無法與家屬有效的溝通，希望自己能到手術室學習不一樣的事物。但命運就是如此，總是要給一些挑戰才會使自己成長，故收到單位分發通知是——外科加護病房，我拍拍胸膛，學習電影《三個傻瓜》的精神，告訴自己：「All is well」，一切都會好的。

第一天進到了職場，儀器發出的聲音此起彼落，隨著學姊們忙碌的節奏，整個加護病房就像在演奏生死交響曲，聽著聽著，我心慌了，我害怕自己無法勝任這個工作，害怕自己連試用期都無法通過。

護理長迅速帶我們認識環境，並告知在三天內盡全力地將單位用物擺放位置背熟，但健忘的我，終究花了兩三個月，才可以反射性地取物。帶我的師父是個資深學姊，遇到的每件事情都可以向她請教，她對我也是傾囊相授，還記得有次進行腹部手術完後的病人，綁著一個束腹帶，但因滲液量多弄髒了，學姊請我「拿病人的臉盆、沐浴乳，將束腹帶洗乾淨後晾乾」。我拿起束腹帶，擠沐浴乳在臉盆，用力地搓洗束腹帶，正要晾乾時，學姊發現我是「徒手」，一臉無奈地說：「『那位學長』，你可以再骯髒一點沒有關係，清洗沾有病人體液的物品，不需要戴手套嗎？」我愣住了，空窗一年，別說無菌概念，連個基本的衛生習慣，我都完全沒有。我頓時飽受打擊，基本護理學所教的，我原封不動地還給老師，不知老師能否退還學費？

轉瞬間，進入職場一年多了，每天的日常工作已算是非常熟悉，但是經驗仍然不足，遇到較嚴重的病人，「手足無措」這四個字，常發生在我身上。還記得有位病人因腎臟衰竭且生命徵象不穩，急需使用CVVH（連續性靜靜脈血液過濾術），當醫生告知要執行這個治療時，我已不知所措，還好當時已是下午四點，準備交接班，不然我真的不知道該怎麼辦。學經歷不夠，一直以來都是我很嚴重的問題，學姊們常說不用急，下班時將單位所看見的病人診斷查清楚，了解如何護理、治療方向及現在的處置，可解決我在工作上的不安，增加自己的能力，進而為病人帶來更好的護理，我牢記在心。雖然有時非常懶惰，下班只想看看電視、玩玩電動，但偶爾還是可以收拾自己的玩心，讀一些書。

對於護理生涯，我自己在累積經驗，到現在的我還是需要讓學姊們幫忙督促，我期待自己往後的日子能夠條理分別，記得學理及方法，讓工作能夠更順利，讓病人更能放心的讓我照護。

【挑戰】

護理版巴斯光年

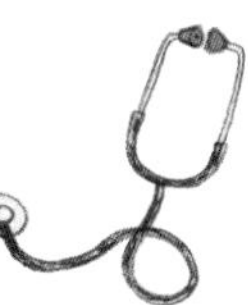

花蓮慈濟醫院急診護理師
文／高立晟

「飛向宇宙，浩瀚無垠」，這是迪士尼皮克斯動畫「玩具總動員」巴斯光年的出場臺詞，他是我最喜歡的人物，可能是他與胡迪（動畫裡另一位角色）總能在關鍵時刻不顧一切拯救他人，也能在他人想要放棄時堅定自我想法並鼓勵他人，所以才能讓身為護理師的我如此喜歡。

有人說「護理是一門科學，也是一門藝術」，巴斯光年的角色也時常提醒我對於護理這份工作該保有的熱誠與態度，也不忘在每次遇到難關時發揮創意，讓問題迎刃而解。

機緣巧合入護理

小時候，我的夢想很多，想成為畫家、醫師、老師，甚至是一名音樂家。從國小開始，因為參加繪畫比賽有了不錯的成績，使得我開始對成為一名藝術家有了更多興趣，在國中準備要參加美術班考試期間，偶然在7-11便利超商發現了一本叫做《Inside Human Body》的雜誌，印象最深刻的內容是關於一名路倒病人的到院前處置；就這樣，讓我開始對於醫護產生了興趣。在基測倒數的日子，學校老師告訴全校唯二原住民的我，關於慈濟科大護理科原住民專班的訊息。一開始我並不想讀護理而是想唸醫學系，但跟家人討論後，因為經濟的壓力，所以還是報考了原住民專班。大概是上天的眷顧，讓我幸運的考上了專班從嘉義到了花蓮，開始不平凡的護理人生。

低年級從「護理導論」這門課開始認識「護理」這兩個字的涵義，我認為護理更能在醫護與病人、家屬所建立的關係中游刃有餘，也了解到原來要學習的科目有那麼多，不單單是各科相關護理學，還包含許多基礎醫學等其他科目。透過開始練習基本護理技術，除了讓我們更進一步的踏入護理，也為三年級以後的實習做準備。

轉眼間，到了三年級實習的時間，這梯是在耳鼻喉科（二五西）病房的基護實習，讓我對於照護病人有了更加一層的認識。我照顧的是一位頭頸部癌症術後大哥，第一次看著學姊幫忙大哥換藥並清潔鼻胃管及氣切管，因為學姊細心且輕柔的動作，在過程中沒有看到大哥有皺眉或是不適的表情；隔幾天，換我開始照顧個案，光從一早量血壓這事情，我就掙扎了許久，礙於面對病人的不安焦慮加上技術不熟悉的緊張感，所以找了同學陪我去，直到量血壓結束後大哥點點頭表示謝意，我這才鬆了一口氣；但接下來的換藥真的讓我緊張不已，過程中可以發現大哥的表情有點皺眉，卻只能強忍著，但在換藥結束之後，他仍不忘點頭表示謝意。就這樣過了一個禮拜，隨著換藥動作愈來愈純熟，也跟大哥家人比較熟悉了，也因為大哥常常自己從鼻胃管灌食便利超商的木瓜牛奶，讓我自己也喜歡上這個味道，而且每次看到木瓜牛奶就會想到大哥。住院的最後一天，大哥仍無法清楚的說話，但當他用自己的聲音混雜著大量氣音的說了謝謝並遞上一封自己書寫的感謝函給我們時，心裡真的很感動，這是第一次在護理職場上收到來自病人的回饋。

立急診服務宏願

很快的就到了暑假，我跟隨學長姊的腳步，決定到醫院應徵護佐的工作，除了可以見習還能賺錢，真的很吸引人。一開始，因為不想穿白色護理師服，所以填了加護病房作為我的志願，但沒想到被分配到了急診，一個我從來沒有想過的地方。入單位後，那時候大概是急診最忙而且人力很緊的時期吧，每天都人滿為患，而且留觀三區全開（在我還沒工作之前，誤以為留觀三區全開是常規），在學了幾天後就獨立了；小夜班的病人真的很多，而且加上對環境不熟悉，常常學長姊叫我做什麼都無法順利達成，光是到準備室找一樣東西或補車，就花了很多時間，當時的學姊應該覺得我是豬隊友吧。但隨著時間久了開始慢慢熟悉，也更加認識了學長姊，他們開始會在比較有空的時間教導我護理技術，漸漸的我喜歡上了這個單位，加上感受到學長姊之間的團結工作氣氛，所以當時我在心中就想：畢業後，一定要到急診工作。

很快的，到了新人報到的日子，第一天到單位，開始跟著學姊學習，雖然有一種回到實習生的感覺，但在心中還是一直提醒自己準備要獨當一面；我的一線輔導員是惠慈學姊，大部分時間都是跟著她，我印象最深刻的，大概是小本子跟學姊的態度。小本子大概是新人時期每個人都會有的，每天上班學姊都會不定時抽查，看看之前的問題有沒有查，另外，學姊不管是自己上班還是帶新人，都讓人感覺像座冰山無法接近，就算現在已經獨立，也很少能夠與學姊攀談，不過就是因為這樣冷冷的態度，才讓我在新人時期更加謹慎。我的二線輔導員是弘五學姊，大家都叫她「大師」，印象中在新人時期沒有與學姊有太多的接觸，但第一天上班，學姊就開始對我做的每件事情計時，並拿著尺在背後盯著我。因為學姊們這樣的方式，讓我在獨立後也可以理清自己的頭緒，並繼續向前邁進，不過有時候還是習慣有她們一起上班，更能覺得安心。

急診室雖然常有暴力事件或是許多突發事件，像是CPR等等，但因為這樣多變的環境更讓我喜歡，許多人都覺得動作慢是不是不適合待在急診，但我認為動作慢在經過訓練之後，也能漸漸加快腳步，只要在這樣的環境待久了之後，就會漸漸習慣，另一個喜歡急診的原因，大概是團結的感覺，每次看到一位病人進入急救區開始，會有一群工作夥伴共同為了搶救病人生命而奮鬥，並且分工合作完成一件事情。很慶幸在五專三年級可以被分配到急診，讓我有機會認識護理工作的不同領域，也很開心國中的時候能夠收到慈濟的簡章，因為這樣的緣分讓我有機會接觸一輩子都沒有想像過的職業，或許這份工作很辛苦，但在病人痊癒出院後，護理人員接受到來自病人或家屬的那份感謝，就足以讓我繼續的燃起熱忱。現在，我應該要像巴斯光年一樣，帶著護理的初衷以及滿滿的熱忱「飛向宇宙，浩瀚無垠」！

【資深】

十年護理正能量

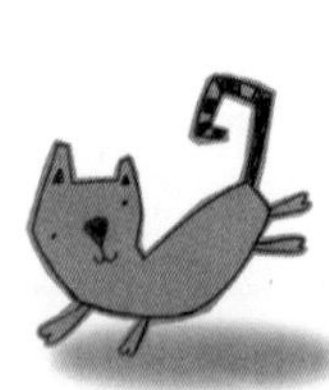

臺北慈濟醫院血液腫瘤科專科護理師
文／鄭介炬

「介炬，你為什麼會唸護理？你為什麼會當護理師？」不管是學生時代或是已經工作十多年的現在，很多學妹、病人與家屬還是問我同樣的問題。國中要畢業時，老爸一句話：「你要思考及決定的是，你喜歡以後的工作內容及環境為何？而來決定你要讀什麼學校。」自此，我踏進了護理界，開始我的護理生涯。

回想我初來臺北慈院的景象，那時醫院還是工地，看到有一間茶水間是用木頭在燒開水，讓我好驚訝！工作人員告訴我，那是蓋醫院留下的廢棄木頭，拿來再利用燒茶水，我當下有種回到兒時時光的感覺，對於我這來自苗栗的鄉下小孩也覺得不可思議，這是臺北欸！更特別的是，我面試及筆試的地點，竟然是廢棄工廠，讓我大吃一驚，心想這慈濟醫院也太奇怪了吧！這是我對醫院的第一印象，一晃眼，在這裡工作也超過十年了。

我是在二〇〇四年九月底時，因自發性氣胸開刀，傷口剛癒合不久，緊接著就到花蓮慈濟醫院代訓六個月，對於從未離家到遠地工作的我來說，也是一大考驗。我之前是在家附近的地區醫院工作了兩年，自認有一般基本的臨床照護水準，也選擇了自己有興趣的血液腫瘤科病房代訓。記得我到花蓮的前三天先去靜思精舍，師父及志工師兄師姊帶著我們了解證嚴法師的理念及慈濟的人文，接著在花蓮慈院血腫科病房受訓，才發現自己臨床照護技術都不標準，我重新學習，並把花蓮慈院的專業技能及學姊們的慈濟護理心，一起帶回新店的慈濟醫院。

二〇〇五年四月，我結束代訓回到全新的臺北慈濟醫院，剛啟業的醫院真的很混亂，病房只有分內、外科，大大小小事情都需自己來，包括發餐給病人、補被打掃等等。這期間，也接受了許多病人與家屬的批評與指教。讓我印象最深的是，有一次上大夜班忙到快下班時，早上七點左右發餐給病人，有一位病人當下打開餐盒說：「為什麼地瓜葉才四、五葉而已？」稚嫩的我回應：「不好意思，我馬上請營養組幫您重新做更換，對不起喔！」病人說：「不用了！哼！我花五十元訂餐，你們醫院的餐點都是菜沒有肉就算了，只有幾片菜葉這怎麼吃？」我有點不知所措地說：「那我現在馬上到地下室一樓的餐館幫你買些地瓜葉及青菜回來請您吃。」病人說：「不必了，不必了，年輕人你留下來。」然後霹靂啪啦的一直持續不斷的責罵我及批評醫院，我乖乖地被罵了三十分鐘後，他氣消了，我才可以離開病房到護理站去交班。

我下大夜班後到早餐店去吃早餐，邊吃邊想，愈想愈不開心，我只是去發個餐給你，而且我是護理人員又不是煮菜的，真的很倒楣。回到苗栗，我跟老爸說這件事，爸爸安慰我：「你在醫院工作是在做功德、在救人，病人心情不好很多事都會不爽，你被罵一下又不會痛，右邊耳進去，左耳出就好了，沒關係啦！健康人不要跟生病的人計較。」這是我這些年來面對不講理或是惡劣的病人時，不由自主地會想起老爸告訴我的這一段話。

過了一年多，我轉任血液腫瘤科的資深護理師，再經過一連串課程訓練後，我取得了專科護理師證照，很感謝在這十多年來和我一起成長與工作的夥伴。

記得我剛當專科護理師不久，一位病人在病房廁所內突然吐血後倒在血泊中。我接到通知衝到病房時，一群不知所措的家屬及護理師站在浴廁門口，不知該怎麼處理。我和一位資深的專師學姊不知哪來的勇氣與力氣，赤手空拳的把病人從浴廁內扛到病床上，再與醫療團隊聯手一起照護病人。雖然一段時間後病人還是離世了，但我從他身上學到了急救處置，也在醫療團隊處理過程中，學習到臨危不亂的精神。就如同敬愛的證嚴法師時常叮嚀我們的，以病為師的學習精神，以慈悲喜捨的心來照護病人。

轉眼間，我也從一位懵懂稚嫩的護理師，成為現今可以獨當一面的專科護理師。

臺北慈濟醫院成立了骨髓移植中心，我也面臨了護理生涯中的另一個挑戰；要接病人入院做骨髓移植，這是我之前沒有學習過的新事務。身為專科護理師的我，必須鞭策自己不斷精益求精。在照顧病人的過程中，我領悟慈濟世界中的一句話是「做中學，學中覺」，也謝謝病人給我的肯定，還有醫師們的指導。我體會到「人有無限的潛能，不要小看自己」、「用心在當下，做就對了」，這也是我常跟新進護理師們分享的心得。期許自己未來的護理生涯裡，病人平安健康，每位護理師可以開心安樂的照顧病人，得到四面八方正向的能量與肯定。

【資深】

今天，我在十八房

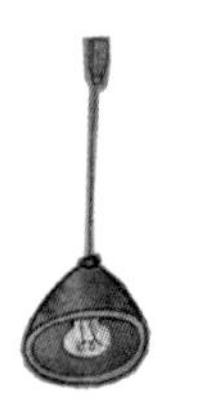

臺北慈濟醫院手術室護理師
文／朱韻友

戴好淺綠色頭罩，腳下穿上白雲般的鞋套，雙手順勢在頭後方綁上兩個蝴蝶結。推開更衣室的門把，陽光透過窗戶灑進了走道上，今日是否又充滿著挑戰？

依稀記得那個曾經連點滴排氣都不會，那個大學時期的我；也記得那聽診器掛在肩上，白色實習外套穿在身上的那個我；回想起來有些不可思議，但在這段四年的旅程中，發生了各種事情，也改變了很多；我，從一個什麼都不懂的門外漢，到領有執照、及格的護理師；從一個傻裡傻氣的男孩，到一位照護病人的「護師先生」。

映入眼簾，綠色紫色的無菌包布，靜靜的躺在自己的崗位上；這是無菌衣三件包，那是外科單切包，而在這臺車上的又是外科基本包盤PGS01，碩大的陣仗，似乎是在向那手術檯上的一切，獻上最大的敬意；周遭來來去去的人們，熟悉地做著自己的事情，聽見前方說著：我要on CVP，後方說著：有要在腳上纏彈性綳帶嗎？牆上的電話也沒閒著：現在已經麻醉好了喔！……不免感嘆，在手術室的這一切是如此地順暢，如此地一氣呵成！

深色的碘酒，如風雨前寧靜一般，沉穩的在皮膚上暈染，一寸寸滲入那熟悉的膚肉顏色；標記的藍色圓圈，慢慢卸下自己的任務，隱隱約約告訴世人，自己曾經存在的印記！當燈把裝上，手術用電燒刀及抽吸管也蓄勢待發，看著這一切，自己心臟強烈的跳動，是對於未知的不確定，也是給予自己的挑戰！麻醉機器螢幕上的參數，一聲聲透過儀器傳出的不真實的心跳聲，眼前那幅自己手繪的碘酒畫，頃刻，生命即在呼吸之間。

心跳具像化成一條條的波形！

呼吸就在那長條的蛇形管間遊蕩徘徊！

冷光閃耀，銀寒刺骨，銳利的弧線，緊接在共同確認後的號令下，在棕色大地上，雕刻出一道紅海，此時，已無法回頭！一層層，一片片，連續的皮膚不再連貫，一陣陣白煙此起彼落的流入抽吸桶……

專注於眼前的畫面，左手為了下一步的操作，冷靜的想著該要何種器械，現在不是發呆的時候了。醫師手上的黑絲線，沒有停下動作；手控的電燒刀，仍在努力奮戰；如好弟兄般的Kelly（凱利夾），死守的滴水不漏。任何的操作，都是有意義的，在名曰人體的舞臺上，極盡演出！

曾經我以為，自己會被這樣的畫面嚇到；我也沒想過，自己現在在這樣的工作崗位上，每天為了手術檯上的一切在奮戰。想起自己第一次穿無菌衣，雙手卻怎麼也找不到可伸進的袖套；第一次站在醫師的對側當第一助手，很多想法，但腦袋卻一片空白；第一次拿著腹腔鏡的鏡頭，找不到目標地連自己看著看著頭都暈了。

如一齣日劇的臺詞：「手術是一個乘法，如果成員有一個是0，就算其他人技術再高超，整個團隊都是0！」這句話每每迴盪在自己的耳邊，時時刻刻提醒著自己。手術室成員間的合作，就像個交響樂團一樣，大家各司其職，即能譜成一曲美麗的樂章。

刷手臺上、戴著帽子的我，雙手布滿著刷手液的泡沫，我看著鏡子中的自己，胸前掛著的識別證，裝進了多少傲氣！而全身几淨的綠，是一份責任，一份信任；戰鬥即將開始，沉靜自己的心，緩步邁向前方的擂臺上，整個團隊的隊伍又再次映照瞳孔。

長直的走廊、一扇扇不銹鋼門，一盞一盞燈，朝著各方向閃耀！嗯，今天，我在十八房！

【資深】

貼近人間

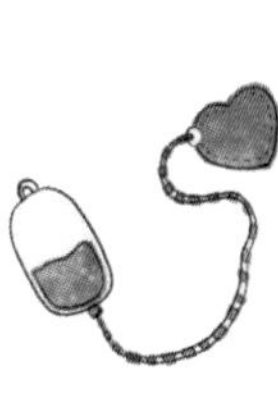

從安寧入行的收穫

臺北慈濟醫院身心醫學科病房護理師
文／翁聖凱

畢業後進入臨床的第一個工作單位是安寧病房。

還記得自己穿著全白的衣裳，感覺飄飄然，但腦袋一片空白，就這樣開始了人生中第一場新人座談會。那時跟在督導後面，剛出社會的自己緊張的同手同腳搭上電梯，電梯直達二十樓。打開門後，是從未體會過的氛圍，平靜、歡樂、悲傷、不捨，各種情緒在空氣中交織混和，但是卻和諧的讓自己忘記身處何方。現實是，我即將成為面對生命終點者的照護者。

在當新人的三個月中，沒有我印象中男性護理人員會遇到的困難，在學姊的協助下和病人建立治療性關係，每日幫病人翻身、用精油按摩淋巴，到後來協助病人到廁所沐浴……在病人生命的最後終點加入了自己的角色，意外地在面臨壓力之餘卻體悟到不同的人生。還有，常常是病人笑著面對自己，讓我沉重的心理壓力得到了釋放。

其中一段是親手協助一個年輕爸爸走完人生的最後旅途。印象很深的那個畫面是，微笑的爸爸在床上睡著了，太太拉著右手要還在讀小學一年級的兒子跟爸爸說：「我會好好照顧媽媽和妹妹，爸爸你放心，我會用功讀書。」看似平凡的對話，卻深深烙印在自己心中。此時不由得為身為護理人員感到驕傲，因為自己盡力用心照護到最後一刻，而病人能走得安詳。

就是喜歡照護的感覺

「醫生、醫生，我的媽媽肚子痛怎麼辦？」身為男性護理人員，我相信常常有發生這種情境，當自己緩慢平和的態度回答：「對不起，我是護理師。」常常會看到家屬或病人不可思議的表情，也會面臨「男生怎麼會來當護理師，很吃香喔。身邊都是女生耶！」抱以羨慕眼光，此時總是以苦笑來回應。問自己為什麼會走護理這條路呢？答案是，喜歡照護的過程。

自己是一般高中畢業，曾經轉換過大學，最後來到護理系，求學、實習常遭到病人的拒絕，要拜託女同學或老師幫忙，以至於自己在求學上遇到了很多不同的體驗，也發展出一套幽默應對，當能和病人打成一片時，有說不出的成就感。

工作上慢慢獨立以後，才有時間抬起頭來觀察整個護理大環境，真的要在心裡對所有護理夥伴和自己深深一鞠躬，開口說「您辛苦了！」來為自己打氣。自己來到了身心醫學科病房，感受更是如此。

投入身心醫學科，從傾聽開始

現代人不僅身體常生病，心理也出現更大的問題。身體的疾病在照護上的成就感是顯而易見的，傷口癒合、發炎指數下降、心律正常、可以吃東西了、轉出一般病房了。但是在過程中，病人、家屬、醫生、護理人員的情緒變化卻是無法量化的；常常發現處於現代化都市的民眾好像失去了同理心，習慣投訴、抱怨、指責。造成自己在臨床上總感覺到很大的壓力，也曾思考是不是應該轉換跑道了。但在身心醫學科病房，讓我學習到如何去傾聽病人，引導他們表達抒發心中的壓力，更常聽到讓人鼻酸的故事、離奇的片段。

在病房，精神分裂的病人有妄想和現實無法分辨的矛盾，曾經有病人對我說：「你知道歐巴馬是我的情人，因為我看完電視就愛上他了，他說要給我七十萬美金來救世界，我到時候分給你好嗎？」而當我問：「歐巴馬說英文，妳聽得懂嗎？」病人回答「他說臺語！就在我旁邊。」這些沉溺在自己世界的病人，我們就給他現實感，幫助他澄清、分辨。

還有，躁鬱症的病人常伴隨失控情緒而造成家人相處的困難，憂鬱症的病人常潛藏著自我傷害的危險，身為男性護理人員常常被和鎮暴畫上等號，但是如何去理解、同理病人的疾病原因，協助他們恢復自我照顧能力，讓他們學會面對處理自己的生氣、悲傷等情緒，卻是我更感興趣的一環。

男丁格爾的生活雖然很多挑戰，但是也充滿驚奇，期待未來有更多的夥伴加入，其實護理雖然辛苦，但卻是最貼近人的職業。

【資深】

和氣壯男丁

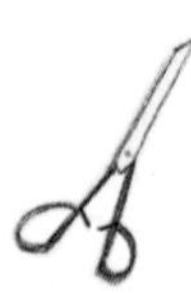

大林慈濟醫院外科加護病房資深護理師
文／廖永澄

為何我會選擇護理？這是很多人問我的問題。

國中時因一場車禍住院，看到細心的白衣天使耐心照顧我，又加上媽媽生病，讓我起心念想要做一個會幫助也會照顧人的護理人員。而今進入護理界已十多年！

資深的重症加護高手

記得當年剛畢業時，對於護理臨床工作還是懵懵懂懂，當時因為我是男生而被應徵的醫院指派到加護病房，從此重症照護就成為自己的臨床專業。

剛開始在臨床工作時，總是被家屬誤以為是醫師。每次聽他們稱呼我為醫師時，我總是很不好意思的跟他們說，我是護理師不是醫生。而病人或是家屬總是以驚訝的表情回應說：「是喔！現在有男生當護理師喔！」我也跟他們開玩笑說：「是啊！因為男生比較有力氣搬運病人、幫病人翻身，所以男生很適合當護理師啊！」但現在很少再被這麼問了，因為男護師已經愈來愈多，民眾也漸漸習慣了。

有力量又心思細膩

護理是一門藝術也是一項應用科學，所以一個好的護理師，其心要真善美，才能將護理藝術的美感揮發出來；其身需要健康，才能執行各種需要腦力與體力的工作；而我心中一位好的男護理師需要的條件就是健康的身體，以及一顆愛心；有愛心就會願意主動關懷他人，願意學習女性般溫柔細心的一面。雖然有時候同事會以開玩笑的口吻讚美說：「學姊，你好厲害喔！」但我知道她們是認同我可以做得跟女護理師一樣好。

在我心中，護理是沒有性別之分，但是工作卻需要陰陽調和。護理是全面性以及全人照護，很多工作如果有男生跟女生搭配，會做得更好，更有效率！所以我總是會主動出力幫助女同事，而她們也會幫忙說服矜持的老奶奶讓我照顧。

災區與偏遠醫療樂付出

在護理界工作這麼多年，每次看到災區受傷者的痛苦表情及無助感，心頭的酸總是一陣又一陣。我發現自己很適合參與災難救護及偏遠地區的醫療照護工作，也把握機會參加。

印象最深刻的是，多年前去桃園縣的拉拉山執行山地巡迴醫療業務時，當天晚上因有一位近百公斤的遊客不慎跌斷腿，需要緊急送下山就醫，但醫師必須繼續駐診為其他病人看診，所以我跟司機大哥兩人把病人從受傷地點抬下約兩百階的山路到車上，然後在黑夜中驅車回到桃園市的醫院，讓病人接受手術治療。那時颱風過境不久，原本就迂迴狹窄的北橫公路更是顯得崎嶇難行，又加上四周漆黑，所以車子發生多次打滑和碰撞山壁的險象，最後將病人平安運送下山再回到下巴陵的醫療站已經是半夜。在車上要克服急速搖晃的生理不適，戰勝隨時墜崖的心理恐懼，還要照護病人的生命，其實真的很辛苦，但當我再次回到醫院看見這個病人逐漸回復健康，那份喜悅是很甜美的。

凡事以和為貴　盡本分感動病人

男性是可以勝任護理工作的，但不管任何工作都需要用心去做，努力學習才能有最好的表現。男護在臨床上尚屬於少數，所以如何和眾多女性工作夥伴相處，如何與其他醫療同仁及病人、家屬等建立好互動關係是很重要的。我一直本著以和為貴，以善為本的心在工作上，所以從事臨床工作十多年來，不曾與同仁或是病人家屬有過糾紛。

記得剛來到慈濟時，曾照顧一位肺炎的老爺爺，因為家屬無法一直在加護病房中服侍他，所以情緒落寞，我除了在護理上給予照顧，也會在空檔與他聊天，直到他轉出加護病房。有一天，我休假回來後，回到工作崗位時收到一瓶高級紅酒，同事轉述是那位老爺爺特地拿來要贈送給我的。我親自將紅酒送回給那位老爺爺，當下老爺爺表示，因為他在加護病房時有我的陪伴，所以被隔離的孤寂與約束感才能有所釋放！我心想，陪伴及關懷病人本來就是醫護人員要做的事，但是病人和家屬的感受卻是如此強烈。

另外，有一次我坐救護車回醫院的路程，在高速公路上，忽見路旁有人用力揮手狀似求救，才發現是有人肚痛必須就醫，將患者帶回醫院後，診斷出來是急性盲腸炎，也在我們細心治療下健康的出院了。其實只是自己的舉手之勞，就可以讓人離苦得樂。也因為如此，讓我更喜歡護理的工作。

感恩來慈濟服務了十多年，除工作一切順利之外，也遇到了生命中的另一半，擁有幸福的家及一對雙胞胎兒子。現今，雖然臺灣護理人力編制導致護理人員無更充裕的時間去執行及關懷護理，也讓護病關係在無形中多了一道屏障，但在這裡卻有好多志工師兄師姊能彌補這個缺口。希望在未來的日子，有更多男丁願意加入護理行列，讓這個角色添加一些強壯的體魄，也給病人更多一些的關懷。

驀然回首

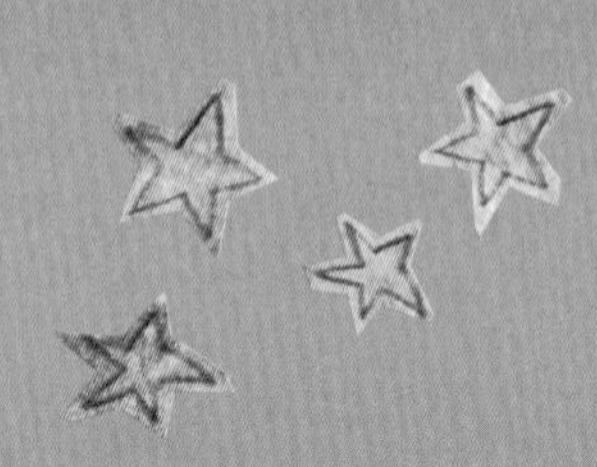

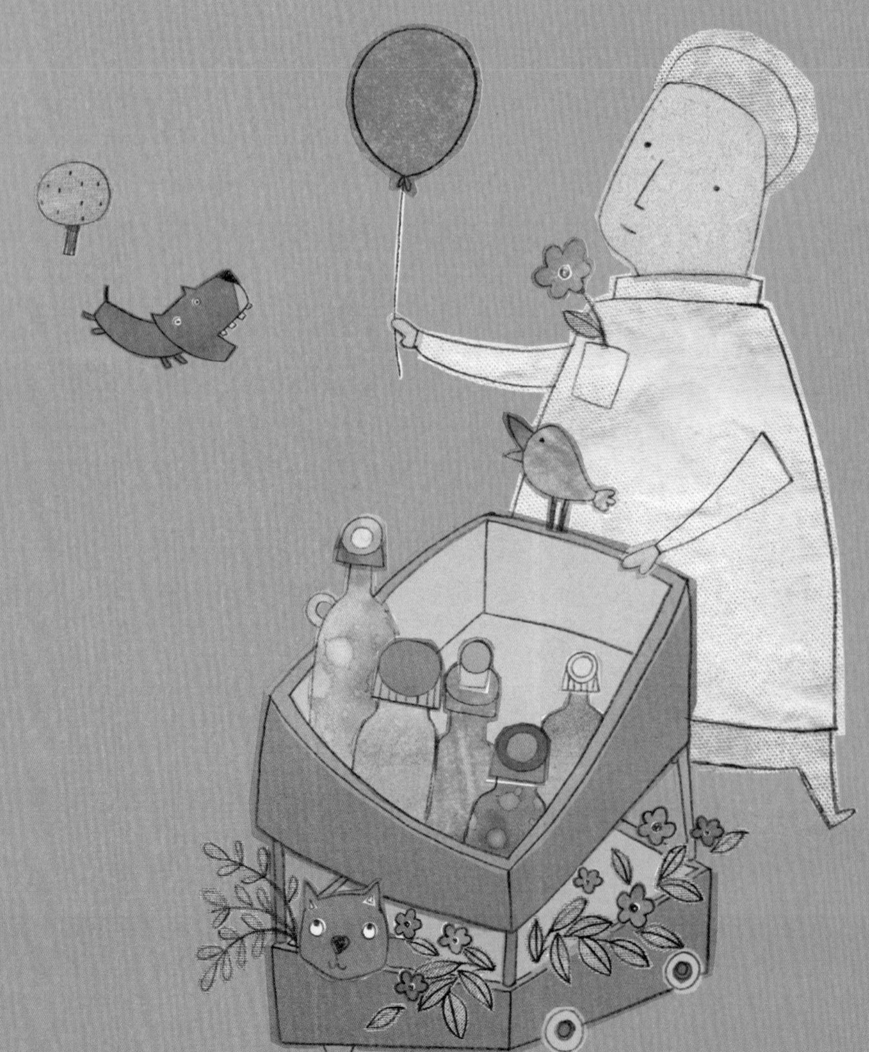

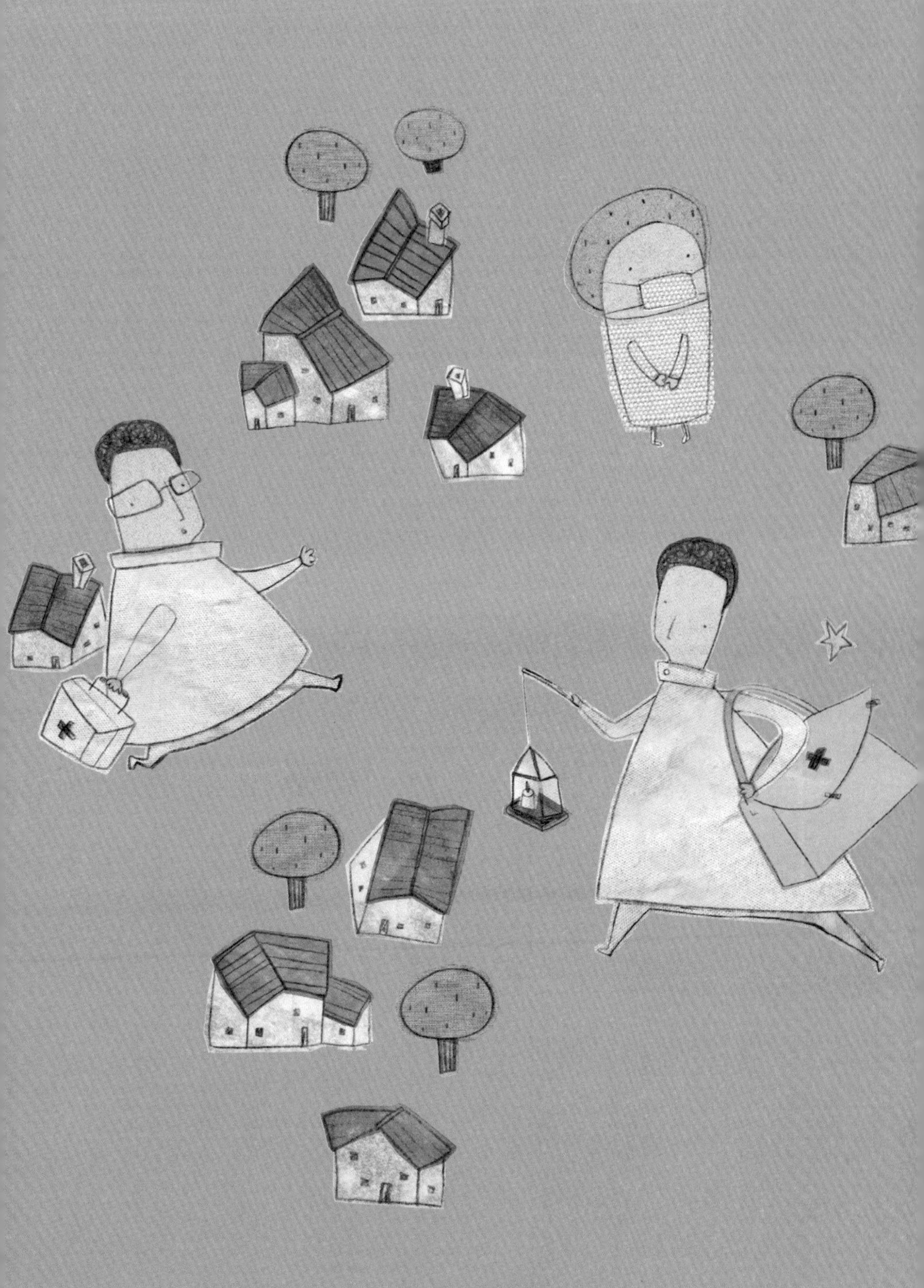

【成長】

護理選擇了我

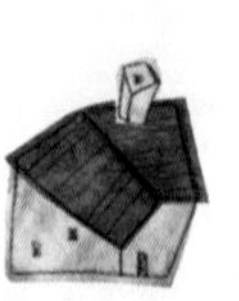

臺中慈濟醫院急診室護理師
文／賴旭彥

身為護理人員，尤其是男護，常被問同一個問題：「你為何會選擇護理？」每個人答案都不同，而我的答案卻是：「不，是護理選擇了我！」

幼稚園老師問我長大後要做什麼，我回答要當超人；國小時老師問長大後你要做什麼，我回答要當科學家；國中時老師問未來你要做什麼，我回答我要當太空人；高中時老師問你的志願是什麼，我更進一步回答，我要進去美國太空總署NASA工作。為了這個夢想，我在物理數學科目上苦心研讀，只期待有朝一日可以成為NASA的一員，去探索宇宙的奧祕，因此對於非航太工程的科目我幾乎是毫無興趣，對於生物這門科目幾乎是停留在國中程度，但是這一切的努力都只能成為夢想，永遠只是夢想，因為我作夢也想不到，我未來從事的工作居然是「護理」。

聯考失利讀護理　挖空心思換跑道

記得大學聯考成績公佈的那天，我拿手的科目表現未如預期，反倒是生物這堂我從沒用心的課程，居然考出高分，我推算一下，雖然進不了公立學校，還是可以讀逢甲航太系完成夢想，但終究事與願違。

永遠忘不掉繳志願卡的前一晚，我把想進的科系依照順序寫給父親，他也同意會照我的志願填寫，但當我與繳完志願卡的父親一起返家後，他卻語重心長的告訴我：現在市場的環境變遷太大，理想往往事與願違，你所希望就讀的航太工程，如果無法進去NASA工作，在臺灣是毫無前途可言，甚至會找不到工作。身為藥師的父親告訴我，醫療永遠都是需要的，而且醫院只會愈開愈多不會變少，窮人富翁都會生病，只有從事醫療業，工作才會有保障，所以他幫我填的都是醫療相關科系，我的太空夢也正式夢碎。

放榜後我錄取護理系，為了這樣的結果實在無法接受，本來想重考算了，不過高中導師勸我先入醫學院就讀，有機會再轉系。老師的話讓我覺得很有道理，就先進入護理系就讀，一開始我們少數的男生都躲在角落，漸漸的，每一堂課老師都會以幽默的方式，讓我們慢慢打開心房，試著去接受護理這環境。但是當時我的內心仍以脱離護理為目標，大一時非常幸運，校內剛好舉辦難得且唯一一次的牙醫系轉系考試，但失敗了；大二參加電視節目錄影，還天真的以為可以進入演藝圈，但後來發現，真的是想太多了。但是我仍繼續為放棄護理而努力鋪路，甚至還被學長拉去做傳銷，以為從此可以月入百萬，後來發現是賣馬桶，東借西湊繳了將近四萬元加入會員，才發現馬桶也不好賣而黯然離開傳銷界，努力打工還債。後來又存了點積蓄，我仍然繼續想辦法離開護理而開了飲料店，沒想到三個月後原物料漲價，不敷支出就關門大吉了。

嘗試成長　品管圈找到新天地

不斷經歷挫敗，我卻早在這段準備逃離護理的日子裡習慣了護理工作。記得一開始，自己跟病人都不習慣男性的護理人員，有的病人甚至會有所懷疑。有一陣子我留長髮及肩，很多病人甚至還會叫我「護理師小姐」，還好我的臉皮及心態早就已經轉換過來，不再是當年那個害羞的小毛頭。在最初護理工作的六年裡，一開始只想當個永遠的「N蛋」，得過且過就好，但是工作久了，還是會想要成長，有一次被逼著獨自一人寫品管圈，一個人兼圈長、圈員還兼報告，卻意外發現我對於寫報告與行政工作產生了一點點興趣，也嘗試著在這區塊中找到小小成就感，研讀著許多前輩所發表的文章，不但可以得到最新的資訊，又可以改進我在臨床上的缺點，並且充實許多文筆的內涵，因而我在護理臨床外，開發了另一塊讓我感興趣的領域，這讓我想起小時候抓週時，據說我抓著筆不放，現在我了解我不是要當作家，而是要寫護理紀錄與報告，果真是天命難違。

選我所愛　找到自己的路

老師常說「愛你所選，選你所愛。」不過我卻有著與別人不同的體會，我相信人一出生下來，便有他的重要性與功能性，冥冥之中會引導你走向該走的路，除非你放棄自己。回想當初多麼排斥護理，卻在三心二意、跌跌撞撞中工作了六年。雖然護理工作非常辛苦，但對於我的人生卻是意義非凡，經過這幾年的洗禮，我已經把護理當作是我不會放棄的工作，在護理工作中，可以認識許多不同的朋友，也常常他鄉遇故知；像在花蓮總院受訓期間遇到我大學同學、也是男護的良師益友梁志祥，讓我在陌生的環境中漸漸習慣，了解到慈濟所謂職志合一的概念與精神。

有人說護理界很小，其實應該是護理界的人都很愛交朋友，每個人都像家人般的相處、和氣相愛，如同慈濟世界一家的精神。

現在想想，我很幸運，做了個正確的選擇。現在又加入慈濟這個大家庭，讓我沐浴到前所未有的人文氣質，感受到在這社會中還是有無私的愛存在，我想我一直逃不出護理而在這裡安身立命，應該是冥冥之中的安排，跟著證嚴法師的腳步，而這也是對我最好的路。

【成長】

小病人變守護者

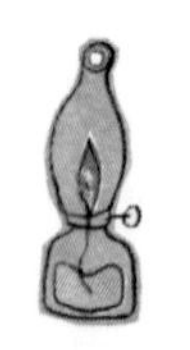

臺中慈濟醫院第一加護病房護理師
文／王文聰

自從進入職場工作，由於「外型獨特」且又是「男」丁格爾，讓自己在臨床上發生許多有趣且溫馨的小故事，然而回顧進入慈大護理學系至慈濟醫院加護病房臨床工作十年來，課堂上師長諄諄教誨、實習時青澀緊張、畢業後選擇職場徬徨、進入臨床後經驗累積成長，這些種種回憶彷彿昨日……。

安定人心的獨特外型

小時候的一場意外，讓我擁有與其他小朋友不太相同的童年。三歲時，正是小朋友無憂無慮玩耍的階段，有一天罹患感冒，父母如平常一樣帶我到一家小診所看病，但沒想到這次感冒卻影響往後生活，數天後，母親幫我洗頭，卻發覺我的頭髮大量地掉，母親緊張地馬上帶我回小診所，隨即轉送大醫院檢查，然而卻查不出任何原因，也因此剃了光頭。直到現在，雖然身體狀況一切正常，但我還是一直光頭，這樣特殊的經歷，或許讓我的童年與其他小孩不一樣，但卻令幼年的我更能提早體驗人生，更加成熟、細心，且珍惜身邊的人、事、物。雖然光頭，我並沒有因此自暴自棄，因為我相信「美」並不只是外表，「內心美」更為重要。

記得小時候在醫院出入，除了充滿純潔白色的醫院外，印象最深並不是醫師，而是溫柔的護理師阿姨，所以在填大學志願時，將「護理系」列為主要志願。

或許是自己「獨特」的外型，每次與病人家屬建立關係時，總是發生許多趣事。還記得剛到加護病房服務時，有次會客前幫一位奶奶抽痰，因為痰很黏稠所以特別用心抽，卻沒注意到家屬在床尾觀察自己，只見家屬不自主地合起雙手用臺語對我說：「多謝慈濟的師父，幫我媽媽抽痰……」我想是因為他從未看過光頭的男護理師。

此時尷尬的我不知該說什麼，只能點頭微笑，而在一旁笑到不行的學姊趕緊出來解釋：「這是我們加護病房新來的男護理師，不是師父啦！」沒想到我的外型就是這樣令人印象深刻，某些阿公、阿嬤因為久病開始有加護病房症候群而主訴看到特殊的東西而躁動不安時，有時候在給予現實感及加上我的「外型護持」下的靈性照顧，許多病人因此有種安定感。原來自己的外型也能安撫病人的心靈，讓許多病人、家屬及醫療團隊很快認識自己。這些經驗都是以往求學時無法想像的經歷，也是令人會心一笑的美好回憶。

累積臨床實力　萌念返回臺中

進入職場已六年，這六年來非常感恩慈濟持續提供訓練機會及讓自己在專業上精進，自己從一個從沒任何工作經驗的畢業生，接受內科加護病房眾多學姊、醫師，以及相關醫療團隊指導，逐漸累積照護急重症病人之臨床經驗；還記得第一次照顧IABP及葉克膜病人時的緊張；第一次與學姊搭空中緊急救護直升機送主動脈剝離病人到臺北開刀時的忐忑不安心情，那也是自己第一次從天空俯瞰美麗的花東縱谷；第一次參加國家級大量災害緊急訓練……還有許許多多第一次經驗，感謝指導自己的師長及學長姊們，讓自己有機會拓展自我。

而隨著臨床經驗累積，也期許自我探索更多元的領域，更隨著年齡增長，在臨床上看到許多悲歡離合、生離死別等場面，內心思考自己應該多把握與父母相處時刻，心中開始期待能返回中部服務。在生涯規劃思量，以及珮琳護理長的理解而同意下，轉調臺中慈院，而加入臺中慈院內科加護病房這半年以來，發現單位內護理同仁們來自各大醫院，並對護理專業領域皆有不同專長，同仁彼此間為維持照護病人護理品質而不斷互相討論精進，而因應二期建築即將使用，同仁們除了期待二期啟業後能擁有更佳工作環境外，也期待能提供民眾更好護理品質。

重症加護續學習 勇敢面對未來

返回臺中慈院加入內科加護團隊後，發現中部病人及家屬除了那份家鄉人們的淳樸與熱情外，於加護病房會客時間時，許多家屬對於醫護過程都會踴躍詢問。相對而言，要如何於會客時間內進行護理指導及有效衛教民眾促進健康方式，這些與病人家屬互動都是以往難得的經驗且真正能將所學護理專業展現之時，而玉萍護理長會客時逐一與家屬互動並即時協調各科團隊以協助病人，內科加護病房吳昆錫主任關懷病人疾病變化並與家屬討論醫療方向並了解需求等，這些醫護過程都是臺中慈院內科加護團隊之護理特色，許多病人家屬皆非常滿意於加護病房的照護。

返回臺中服務已半年多，在臺中慈院內科加護團隊互相支持砥礪下，期許自己要隨時保持虛心求知的態度，成長自我，更期盼能將在慈濟所學的知識與技能繼續貢獻於慈濟體系，貢獻自我棉薄之力。現在的自己，是個擁有自信、個性開朗的男丁格爾，期望將來面臨各項挑戰時，自己能更勇敢地面對。

【成長】

將心比心 好溝通

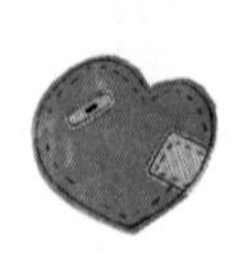

花蓮慈濟醫院合心六樓病房護理師
文／張詠喨

看著單位裡一批一批前來實習的學生，不知不覺畢業已經三年多，扣除兵役的十一個月，踏入臨床的日子也快滿兩年了，真的是時光飛逝呢！

無論在學生時期或是來到臨床，身為男生最常被問到的問題就是「為什麼會選擇護理」？回想起小時候，我爸爸因為椎間盤突出，痛得無法站立甚至坐不起來，他去醫院動手術後住院的那段日子，我讀國中，正好放暑假，就在醫院陪伴並照顧爸爸，從協助大小便、床上活動、用餐甚至嘗試下床活動，我都在爸爸身邊，應該就是那時候的影響吧，加上家人的鼓勵，學測後我就選擇了護理學系，畢業後也順利到醫院工作。

在病房，從一開始的生疏到熟練，也是費了好一番功夫；從病人的疾病診斷、生理位置、手術方式、生命徵象的變化、各種檢查的結果及處置、藥物的使用、抽血檢驗值的判讀及可能造成的原因等等，而且擁有相同診斷的病人在症狀的表現上可能又不太一樣，護理的專業真是學無止境。

舉個例子，糖尿病低血糖的病人，有的會出現典型症狀，例如頭暈冒冷汗，有的人卻沒什麼狀況，只覺得人稍微不舒服。症狀明顯的病人可以馬上得到適當的處置；但如果病人沒什麼症狀、還在四處活動，很可能下一秒不知道會倒在什麼地方，像這種情況就十分危險。我現在也還是持續在醫師、專師及各位護理前輩的指導中學習，並且在病人的身上得到驗證及回饋，慢慢的了解整個疾病及症狀、藥物的使用。對我來說，這就是護理的特色，不斷的和新的病人擦出新的火花，十分有趣！不過過程中除了細心還是要細心，醫囑的執行必須確實，否則影響到的就是病人的身體甚至生命，這是一點都馬虎不得的！

除了醫護專業的部分之外，工作中最多的就是人際間的相處及溝通，這也是十分重要的部分，好的溝通可以讓團隊擁有好氣氛，工作也會比較輕鬆愉快，但是各種溝通不良產生的爭執還是無法避免。

例如病人做檢查需要禁食，但如果忘記提醒或是未再次確認，病人不小心吃了東西，導致不能檢查而延誤時間，這時就會生氣而責怪護理人員；也可能是同事之間的交班、和其他單位溝通的默契，萬一漏了小細節，可能讓下一班在照護的過程被病人抱怨，或造成同事工作上的困擾。

以上這些溝通的問題，對像我這樣還在累積經歷的護理師是常遇到的，當下情緒一定不太好，但是我要學習控制自己的情緒，並先設法解決問題，之後再討論發生原因及改進方法，畢竟，當下一味的責備無法解決問題；而且將心比心，誰也不曉得下一次犯錯的會不會是自己，這方面我也還在磨練！

最後一定要來為護理同仁打抱不平一下。有些家屬對於醫療抱有比較偏激的態度，雖然了解家屬在親人生病時會因為擔心而激動、易怒，但沒有人喜歡被指著鼻子謾罵。我曾經聽聞有氣不過的學長對無理取鬧的家屬說過，「他花了十幾二十年的時間搞壞身體，現在進來住院幾天就要我們給你醫好？……要不要直接換一個新的給你？」這樣的話，是我們面對不理性家屬時當下的心聲，讓我印象十分深刻。

希望我們的付出及將心比心的對待，病人和家屬能再多體諒一點，多尊重我們一點，畢竟我們都很認真地在工作呢！

【成長】

更進一步

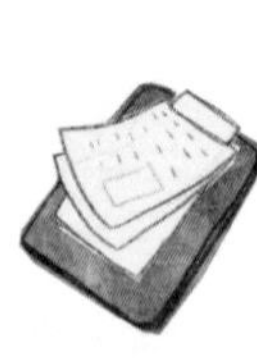

臺北慈濟醫院外科加護病房護理師
文／黃瀚賢

對我來說，選擇護理之初，要從高三選填志願說起，護理系並非自己首選，但當時爺爺、奶奶生病，有一次在醫院照顧爺爺，我笨手笨腳的請教護理師協助才幫爺爺換好尿布，在照顧的過程我深刻感受到如果自己能夠學會護理的話多好，能將這份技能運用於照顧自己家人上，且從小父母教導「人生以服務為目的、助人為快樂之本」，因此，大學推甄考上了慈濟大學護理學系。

畢業、退伍後，謹記證嚴法師靜思語「行孝行善不能等」，便到臺北慈濟醫院服務，也能夠就近照顧家人，選擇外科加護病房展開自己的臨床工作之路。

退伍至今已工作滿一年八個多月了，回憶起當初剛踏進職場的生澀、緊張，永遠都忘不了，開始認識環境、照顧病人時，在做抽藥、換藥等各種技術都不自主地一直抖。很感謝月文學姊用心的指導與鼓勵，當時經常把學姊搞得不知如何是好，但學姊總是提醒我「護理工作才剛開始，未來的路還很長，永遠都不要忘記要讓自己快樂學習！」也謝謝當時依萱護理長的鼓勵：「加護病房第一年總是手忙腳亂與摸索方向、第二年開始搞懂整個工作流程、第三年之後就要讓自己挑戰進階更急重症的照護工作，所以一切不要急！」這些都是我在新人期間的強心針！

當然，在一個眾多女性的工作環境中，男生有如「萬紅叢中一點綠」，病人或家屬們都會用一種「特別」的角度看待自己，例如：有一位腹腔手術術後的女病人，在我的班內需要身體清潔與傷口換藥，我很緊張，因為怕被女性病人拒絕，但詳細跟她解釋說明且說過程中會有女性同事陪同後，阿姨對我說：「醫生不也是男生，而且你跟我說得那麼清楚，我一點也不擔心。」我的緊張感瞬間消失！另一位是肺癌手術後的男病人，可能是害羞而拒絕了女同事協助他身體清潔，後來輪到我照顧時，他讓我協助他身體清潔，過程中他告訴我其實男生給男生協助比較不會不自在，而且手術後自己一個人待在加護病房是相當無助的，我就告訴他一些傷口照護、尿管照護的注意事項，且有任何事情都可以按鈴告訴我協助處理，最後這位病人順利轉出加護病房且平安出院，還寫了讚美信給我，對我真是莫大的鼓勵！

今日自己在臨床得以儘快步上軌道，求學期間師長們用心設計的教學方式是重要原因之一。其中，最令我難忘的是OSCE與問題導向式學習（PBL）。還記得在大三上的內外科護理學課程，師長們運用PBL教學，要我們自己尋找並挖掘學習重點與資料蒐集，老師則是擔任提點與指引的角色，當時學習起來挺痛苦的，不過現在回想起來，能與同組夥伴分工合作完成報告，相當有趣且踏實。感恩過去師長們教導各種學習的方法，也感恩院內的醫師、單位學姊們、各科室同仁們的指導，時時提醒自己養成批判性思考能力，學習判斷與解決病人的身、心、靈變化，自己仍須不斷精進加強。

感恩爺爺奶奶與父母親的養育之恩，全家的全力支持，感恩證嚴法師創辦慈濟大學，以及學校設立公費制度，讓家中免於籌措學費之困頓。才脫離軍旅生活就跳入護理臨床，一心只希望自己能夠趕快上手，遇到困難時，不斷提醒自己保持平常心，將臨遇到的問題勇敢地提出來與前輩們討論，並且先嘗試著查詢相關文獻，過程中最大的受益者仍是自己。靜思語道：「克服難，不要被難克服」，用正向的角度看待困境，相信任何挑戰都能化為成長的養分，期許自己不斷地更進一步！

【受教】

走過流淚的歲月

花蓮慈濟醫院心臟內科病房護理師
文／陳建皓

從小到大，我從來沒有想過以後要當護士，不！現在應該要說當「護理師」。原本我也只是個平凡的高中生，高中畢業後參加大學聯考，剛好考上了護理系，在家人支持、我也不排斥的情況下，就這麼理所當然的開啟我的護理生涯。

大四那一年，我到花蓮慈濟醫院面試，被通知錄取的時候，我相當的高興。畢業後認真地考上護理師執照，退役後，二〇〇七年二月，我再度踏上花蓮，進入慈濟，開始我的臨床護理工作。

魔鬼訓練的傳說是真的

在學校唸書的時候，總是會耳聞當學生跟職場是不一樣的世界，當時我也覺得會有差，「但應該不會差太多」，等我正式進入職場上工作之後，才知道，原來傳說沒有騙人！

新人試用期到獨立的第一年，天天過著水深火熱的日子；眼淚濕了又乾，乾了又濕；醫生罵完學姊罵，學姊罵完主管罵，發現自己只有兩件事不會：就是這個也不會、那個也不會；什麼事都做不好。

記得在當新人的第二週，我只不過是從治療室將治療工作車慢慢推出來，學姊馬上大聲提醒：「你為什麼走路走那麼慢？」年輕的我也按捺不住地回說：「你們到底在急什麼？」後來經學姊說明，我才明白，單位是心臟內科病房，更是號稱「內科第三加護病房」，病人的病情瞬息萬變且嚴重度高，必須「把病人的問題放在心中第一位，用心觀察、積極協助處理」，我的「慢動作」自然會讓學姊緊張，不能夠拖拖拉拉的。其實，在我到職兩個禮拜之後，我就決定離職，是在跟主管會談之後，又想到了支持我的家人們，如果我就此退縮，那不就也變成爛草莓一枚，轉個念，再給自己一次機會，一待就待到了現在。

甜蜜的艱辛經驗

算一算，轉眼間服務超過五年了，我也從一個小菜鳥變成單位的資深學長，過去的風風雨雨，雖然很辛苦，但現在回想起來，已成了甜蜜的經驗。

自己熬過了那段日日如水深火熱的日子；發現職場上學習的事務非常繁雜，必須了解個案的疾病過程、藥物作用與副作用，學習與醫療團隊溝通等等，那時每天都很疲憊地與自己的承諾天人交戰。

我體會到，護理工作沒有想像中簡單；雖然盡心盡力想達成對自己的期待，總是覺得自己的能力有限，常常利用下班時間翻閱病歷深入了解個案狀況，或與醫療團隊討論困難照護的個案，王志鴻醫師總是會在身邊對我加油打氣，最常對我說：「皓哥，你是我們心臟科的支柱喔，要加油唷！」「心臟科的訓練是很辛苦的，謝謝你喔！」「建皓，晉升單位小組長要多用心指導學妹護理照護工作。」

而曾經因護理紀錄問題經歷司法程序，初入職場的我面臨了人生最緊張無助的時刻，幸好從開始到結束的一路上有護理部主管、李主任、王醫師及惠蘭護理長陪伴與協助我共同面對，更感恩顏師姑全程默默的支持，現在以自己親身經歷指導學妹書寫護理紀錄必須「寫你所做、所說，凡做過必留下痕跡」，護理紀錄真的非常重要，切勿輕忽它的威力。感恩能在慈濟的大家庭中，讓我獲得溫暖，相信鼓勵是職場上的強心針，支持是心靈成長的營養補充劑。

被病人指定　最直接的肯定

還有，以前打針的技術很差，也是經常惹得學姊和家屬不高興，經過這幾年的洗禮，我的動作已經俐落了不少，技術也進步了許多，甚至有些病人還會指定只要給我打針，其他人不行。

單位有很多因慢性疾病反覆住院的病人，很多病人、家屬還有看護阿姨，也都是看著我從新人一路成長至今，很信任我，放心的讓我照顧，對我來說真的是一個相當大的肯定與鼓勵；曾經還有家屬轉述阿嬤住在其他單位的時候，一直跟護理師說怎麼沒有看到那個男護理師，我聽了之後差點哭出來，太感動了。

現在，每當我出去發藥，回護理站時，工作車總是會裝滿病人送的糖果、水果等等，家屬還煮湯給我喝，被家屬稱讚比女生細心；某天晚上我陪著學妹寫紀錄的時候，一個家屬牽著兩個小朋友到護理站，小朋友對著我們的新人，害羞的喊：姊姊加油！好溫馨的畫面。學妹問我為什麼可以待這麼久，除了我還沒想到離職的理由之外，再來就是這裡的病人跟家屬都太可愛了，我捨不得離開他們吧！

很感謝一路陪伴我成長的主管、學姊、醫師、懿德媽媽，還有可愛的病人、家屬和看護阿姨們，我會永遠記得你們的好。

大家都是走同樣的路過來的，如果我當初退縮了，今天也沒機會分享我的心路歷程，我確信「你若不想做，會找到一個藉口；你若想做，會找到一個方法。」護理照護工作，不是那麼枯燥乏味的，「她」有很多可愛的地方，「她」，豐富了我的人生經驗。

【受教】

男生大助力

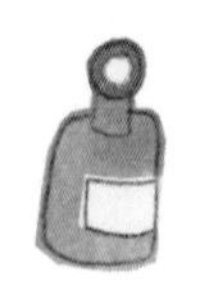

慈濟科技大學五專部護理科
文／劉冠逸

學姊：「學弟，去幫我量一〇〇七一三的血糖好嗎？」……。

時間過得真快，轉眼間我已經進入內、外科實習了。還記得四、五年前，父母曾問我以後是否願意從事護理這項行業？懵懂無知的十五歲少年對父母的建議自然沒什麼意見，加上我覺得護理師以後可以幫助人，於是我在志願卡填下「慈濟技術學院護理科」，沒想到這短短的九個字，卻開啟了我生命的另一條道路。命運就此牽引著我，乘坐上那名為「護理之光」的特快車，來到了花蓮。

很多人一聽到「男」護理師或「男」護生都會驚訝的問：「你是男生，為什麼會選擇當護理師？」「男生做護理師不會很奇怪嗎？」一開始的我，也被這些問題問得滿心大亂。但是，護理師並沒有規定一定要是女生啊！我也曾問過很多同學為什麼會選擇護理，答案不外乎「薪水高」、「未來工作有保障」、「被家人逼來的」、「反正又不知道要做什麼」。除非是真的沒興趣，不然只要仔細想想，你便會發覺護理背後真正的意義與使命。

剛入學的我跟很多人都一樣，對護理沒感覺，在上了解剖學課後，這才對人體的構造有初步的了解，開始能想像護理工作。隨著年級的增加，讀的科目也愈來愈專業，知識一點一滴累積在頭腦裡，直到臨床實習的經驗，帶我見識並親身體驗到「活」的知識，體悟到護理的重要性。

這四年來，讓我印象最深刻的，莫過於二年級的加冠了。在典禮上，女生接受老師親自戴上護士帽，我們男生則是配戴實習證，象徵著我們接下了護理人員神聖的使命；跟著眾人許下對自己的承諾，嘴裡喊出那一聲聲的誓言，心裡激動又感動。這場典禮點亮了我的護理生涯，成為我往後實習的主要動力。從沒想到我居然也可以進入醫院開始實習生涯，更接近臨床護理。

實習這個十字路口上，是我們同學面臨抉擇的時候。有的同學因為實習不順、遭遇挫折而選擇退縮或放棄；有的人則勇敢面對接受挑戰繼續前進；少數同學承受不了壓力而選擇休學或退學。當在醫院被病人嫌棄或老師問了一堆問題卻答不出來時，難過和不順心累積著，一回到家就開始哭。看著那些選擇要走上休學或退學這條路的人，又覺得很可惜。回想每一梯夥伴們彼此的支持與鼓勵，父母的期望與驕傲，又或被老師罵完之後的傷心難過和激勵……想到這些，我不再退縮，因為在這條路上我不是一個人，而是有很多人一起，也有很多人在為我加油打氣，期盼我成為一個稱職的護理人員。實習有挫折、有成功，都是我成長的足跡。

記得有一次，我在臨床實習時照顧一位罹患癌症的阿公，他從一開始就沒有正眼看過我，讓我不知所措。我猜，是因為我是男護理師而對我不理不睬，當下真的好沮喪。但是後來從學姊及老師那裡得知，其實他並不討厭我，只是對我這個新來的護生感到很陌生，很防衛。所以，我就更細心的去照顧阿公，讓他感覺我對他是真心的關懷。漸漸地，他開始跟我有了互動，要出院前還很捨不得的給了我他們家店的地址，並跟我說：「你一定要來找我喔！」那種喜悅與感動，要自己親自體驗過才懂，這或許就是成為護理人員最快樂的事吧！

「護理」用臺語發音就是「給你」，而我覺得，不管到哪個單位，「男」護都是一大助力，我要更努力！

【受教】

護理，我的菜

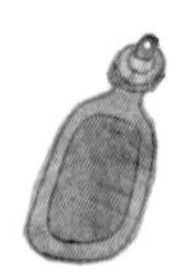

文／賴鼎璁
臺北慈濟醫院急診室護理師

記得大二那年，我坐在政治系行政學的課堂裡，腦海裡面轉的不是如何治理眾人之事，而是不斷問我自己，這條路是不是正確的。同學們有人要走法律、有人要走街頭、有人要走公職，而我呢？我的路到底該怎麼走？面對當時的徬徨，在健康中心打工的我，也同時接觸到緊急救護、校園健康促進等活動，而這些有關健康照護的領域非常對我胃口，在校護姊姊的幫忙下，大二學期結束，我就選擇轉學到護理系就讀。

轉學後，我面對的是跟原先想像完全不一樣的世界，為了不延畢太久，沒日沒夜補學分的生活持續了兩年半，早上四技、下午二技、晚上邊吃飯邊跟在職學姊上課，我總在護理計畫生不出來的夜晚、各科護理考試前，以淚配飯，把各種護理措施配著眼淚給吞下去。那段期間，我不敢對家人說我有多不適應、課程有多密集、以前的朋友也無法理解實習過程的辛酸，大家總在我想靠岸的當下，對我說：那是你自己要選擇的路。

畢業前夕，當同學都已經確定就職醫院，唯獨我一直碰軟釘子，因為畢業時間無法準時，在投履歷的第一關就被刷掉，這令我相當挫折，我自認在校成績優異（真的）、國考鐵定通過（後來我真的是榜首）、實習也是被老師說讚，這樣的我居然沒人要！後來在就業博覽會中，一個不起眼的小攤位中遇見了俊朝哥（ER護理長俊朝哥），他跟我分享了自己的心路歷程、還有男護在就業職場中所面臨的挑戰、中長程的職涯中所必經的路……等，其中他對我說：把自己準備好，我們等你。就是這句話，讓我排除了各種親友阻撓，來慈院工作。

儘管自信滿載，入職場後，發現以前唸書的辛苦都只是小菜一碟，光是下單位一天打的針、發的藥、換的傷口數量，就抵過過去實習的總和。

除了面對十四倍（實習護病一對一，到現在一對十四）的工作量，還要額外花時間在不甚友善的病人、家屬身上，讓我在第一個月就萌生退意。「臺灣最邪惡、醜陋的風景就是人，特別是病人，還有他們的家屬。」剛報到的那段期間，每天打卡前我都這麼告訴自己。帶著怒意、沮喪、想離職的心情，每天眼睛維持著僵硬的月彎，口罩底下卻是各種怨念。

直到我第一次遇到OHCA（out of hospital cardiac arrest，院外心臟停止），心態才開始有轉變，當時我什麼忙都幫不上，只能幫忙壓胸，聽著急救室門外的哭喊，看見那開始冰冷的年輕軀體，才深深體會那所謂病人和家屬面臨健康威脅時的急性壓力反應，也在那時突然覺得，先前的苦與難，也都是小菜一碟。那時也想起以前在學校有聽過一句話，「Nurses eat their young.」在新人這段期間不是前輩們把我給吃了，而是那樣負面的心態把我給吞得乾淨。

到現在也工作好一段時間，已經不是單位裡面最菜的一位，回過頭來看，從決定轉學、到護理系的歲月，再到初入職場的負面心態、遇到一些事件之後的轉變，很多成熟性危機都不是在那當下可以理解，是需要不同的事件、不同的經驗累積，才能在事後笑望一切，但作為一個男丁，除了在民眾仍刻板的印象中展現護理角色，我看見的是不管路怎麼走，只要有那目標存在，路就會在前方等著我們一步步往前進。

【磨練】

NG好演習

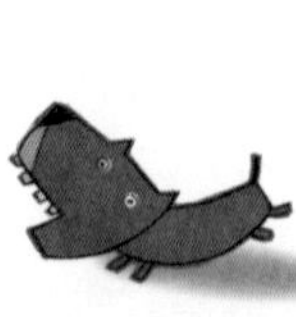

花蓮慈濟醫院急診室副護理長
文／涂炳旭

花蓮慈濟醫院急診與東部緊急救難應變中心（EOC）的年度盛事——高山偏遠地區大量傷患演習，終於落幕了。回想過去三個多月，真的是汗水與淚水交織，花蓮縣的公家、民間救難單位的統籌協調、急診人力的調派、央請大愛電視臺紀錄過程，甚至邀來了慈濟北區急難救助隊……，很高興最後的演習結果，可說是皆大歡喜，主管機關甚至稱讚此次可謂全國性的示範，演習圓滿成功。

計畫永遠趕不上變化

說實在的，對於承辦此次演習活動的我們，真是一大考驗，過程也可說是一波三折。譬如說，原本設定好演習的場地，臨時因為一場落石及天候的不穩定而必須更動，從原來的合歡山小風口改成太魯閣國家公園管理處。其實在過去多次的演習經驗當中，也早已經學習到一個真理：計畫永遠趕不上變化！再怎麼縝密的計畫都可能有「凸槌」的時候！不過反過來想，這些脫序演出的狀況，不就正是在考驗所有參演人員的臨場反應，趁這個機會好好NG一下，反而正好達到演習的目的。

高山急救　誰是病人？

還記得在二〇〇三年的高山大量傷患演習時，就曾經發生了參觀演習的來賓在演習即將結束前，因高山症發作而必須用演習的救護車緊急後送下山。更好玩的是，參與演習的醫師，自己高山缺氧，但又想協助救難人員搬運病人，好不容易幫忙將病人送上一片斜坡，自己已經喘到不行，不得不將戴在病人臉上的氧氣面罩趕緊抓過來戴在自己臉上先好好吸上一大口……。

意外的空中旅程

而這一次的演習，特地在演習前找一個好天氣的日子，請空勤總隊的直升機到靜思堂廣場試降，讓大愛臺的攝影師拍攝直升機在靜思堂前道侶廣場降落及醫護人員登機的畫面。當天臨時找了剛下大夜班的「阿米」劉銘文，拜託他幫忙入鏡，讓攝影機捕捉護理人員跳上直升機和下飛機的畫面，預計十分鐘結束。

那一天直升機依照預定的時程準時降落了，攝影大哥安排了一下，我跟阿米就用帥帥的姿勢背著火紅的救難背包跳上直升機！沒想到上直升機後，機工長就開始幫我們繫上安全帶。「不是立刻要跳下去嗎？」正在這樣想的時候，合心樓已經「變小」出現在腳下，我們起飛了！透過機內通話系統，才知道我們要被載到太管處降落。好吧！既來之則安之，就當作花蓮空中遊吧！路上最忙的，大概是攝影大哥，只見他一直東拍西拍，阿米也興奮地東問西問，我則是一直在擔心沒有聯繫好就在太管處降落，萬一「滿地」都是遊客該怎麼辦？

一到太管處上空做三邊飛行時，果然看到一堆遊客在下面往上拍照，所幸太管處的警衛隊應變得宜，及時協助維持秩序，我們才得以順利降落。一下直升機，還在湊熱鬧的遊客群中看見以前的急診同事。好啦！直升機走了！該怎麼回花蓮？還好最後有連絡到朋友開貨車來載我們回去，不然真的糗大了！

演習突發狀況　測出應變能力

雖然是一次意外的飛行，但是也讓我們注意到直升機降落在哪裡比較適合的問題，於是緊急跟特蒐隊索取資料，學習如何在地面跟直升機駕駛溝通的手勢，演習當天派上用場，直升機以最佳角度登陸，演習超逼真！

其實在大量傷患的演習中，很多人都以為照著劇本跑一遍就是了，但是演習的真正目的，其實是隱藏在事前各單位的溝通協調，以及臨場的隨機應變，透過各單位的互動與折衝，了解各單位的想法與限制！同時，一些突發的狀況，也正是反映出一旦真正發生狀況時，救難人員的危機處理能力。這些都不是在漂亮風光的演習當中所能傳達出來的，但是卻是所有參演單位最實際的收穫！

【磨練】

那一個氣喘男孩

臺中慈濟醫院急診室護理師
文／王朝琳

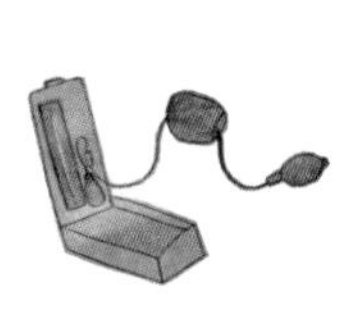

長大一定要打回來

依稀記得孩童時期，每逢氣溫驟降、寒流來襲時，便會有氣喘的現象發生，不是被父親帶到診所打針，就是到急診室報到；簡單的，屁股挨一針後帶藥回家休息，最怕的是待在診所打點滴觀察，而診所用的都是硬針，打在手臂上動也不能動，亂動就會痛，要再重打，容易漏針，以現在的醫學術語叫做IV loss。當時只有在急診室有所謂的軟針可以注射，但是必須自費一支五十元，而且還是「使用者先付費」的狀態，如果運氣不佳，沒打上還得再買，也是因此自小打針打到有所恐懼，甚至，淘氣的說：「以後長大我一定要打回來！」一語成讖，意外的走入護理，開始一步一步這搶救生命免於死亡的旅程。

解剖跑臺大震撼　順利考上護理師

護理這領域對我而言是模糊的，沒有絲毫印象，以前只喜歡物理、化學和地球科學，在化學課裡發現製作藥品的原理、製作肥皂的方法；精準算出拋物線物體何時落地、一顆帶電電子在磁場中的曲線變化，是我學習理化的樂趣。對於繁瑣的歷史、地理，可說是避之惟恐不及，也正因為這樣選讀了自然科組，好似冥冥中有所註定般的考上慈濟大學護理學系。那時還竊喜：「護理系要背的東西應該會少一點吧！」但解剖學的第一堂課卻完全瓦解我的信念；老師以在臺上的大體老師教學，告訴我們人的身體全身上下共有二百零六塊骨頭，更令人震驚的是，隔週就將進行跑臺測驗，每個桌上放六塊骨頭，三十秒換跑下一臺，而且每題都得以專有英文名詞作答，豈不折磨人啊，考完骨頭換考肌肉，接著神經血管走向……。天啊，我怎會選擇讀護理呢？現實與幻想間的拉鋸戰不斷，懊惱著該要怎麼樣繼續呢？

經過光陰的洗滌，心態上也悄悄的轉換了，在這充滿醫學知識和護理人文的教育下，如願畢了業，也取得護理師執照，真的成了名副其實的「男」丁格爾！

感謝病人阿水伯　兩年軍旅練專業

從軍時，因為具有專業證照，被選在國軍醫院慢性病房內服務，裡面的病人大都是六十歲以上的老人，三十個老人分為一班，每班六個護佐、一位護理師、幾乎沒有醫生，因為一位醫生在急診要照顧全院病人，所以病人有狀況，護理師要一肩扛起，而我卻才剛畢業！每當學姊要下班，也都很擔心我一個人獨自值班不知道會不會有突發狀況，護理長和學姊每一位都留下手機號碼，保證二十四小時開機，有事馬上call，她們會立即趕到，令我動容，但為了男性的一點尊嚴，寧可把所有的教科書、藥典攤平放在護理站，開始照顧病人。幸好慢性病房就是慢性病房，一切步調比較平緩；記得實習時，病人鼻胃管反抽的要不是牛奶就是黃色液體胃酸，哪有看過黑色、咖啡色液體，心想：「現在這個病人是怎麼回事？」趕快翻書，還真的叫做coffee ground。按照書本，接了引流袋，告知護佐阿姨禁止餵食，通知醫生後，給完針劑再觀察，順利過關。護理真微妙，原來臨床與教學兩者相輔相成。

隔天，有一位阿水伯突然發燒到三十九度，通知醫生後需要打上點滴，那晚就這樣跟阿水伯「混」了四、五個小時，打了二十幾針，他仍笑著說沒關係，繼續打，從那晚起我的打針技術突飛猛進。就如現在身處急診室面對病人，我也盡可能要求自己一針必上。當病人笑著對我説感恩的時候，我心想，也許這一切該感謝那年的阿水伯吧！兩年的軍旅生涯，就這樣一關闖過一關，也在這當中學習到許多知識與技巧。

照護急重症病苦　男丁也能遞溫暖

轉眼間，從事護理至今已近六年了。在花蓮慈院的加護病房奠定基礎，對於重症病人的照護也有相當的水準，其中最喜歡的，莫過於在醫院裡陪伴病人度過最受苦、最難熬的生病過程。然而生命總有許多無常，在花東地區有很多家屬遠離家園到外地打拚，卻也是因為這樣，常常錯過與親人會晤的最後一刻，我曾安安靜靜的陪伴著這些大德走過生命最後的旅程，面對那些第一時間趕赴不及到醫院，在心底留下遺憾或焦慮、急躁家屬，也嘗試安撫陪伴，同時希望他們的心靈都可以得到慰藉然後放下，盡量要求自己做到護理的真諦——關懷，關懷病人、關心家屬，絕非只是制式的從醫院手中接走冷冰冰的軀體，或是生硬的病情解釋。

現在轉戰急診室，這個生命瞬間的搶救聖地，不同於過往的加護病房；有時候，繁忙的腳步不免讓人忘記駐足回首初衷，或去想想孩提時的自己，那時甚至是有點報復心態的想要把針打回來的毫不起眼的小志願，現在願望種子發芽了，慢慢茁壯著。

然而，護理的生涯卻是浩瀚無邊，照護過的生命，還有那些苦痛，都是生命中不斷學習的力量與方向。有願就有力，或許我不是真正提燈的南丁格爾，但是，帶著那小小的願望，繼續灌溉讓夢發芽，期許，我這個「男」丁格爾的腳步可以更加堅定，可以用心溫暖更多帶著病痛的生命。

【磨練】

天兵變天使

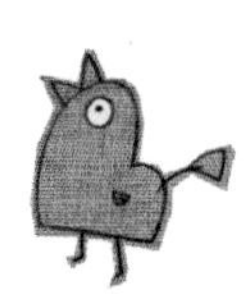

大林慈濟醫院身心醫學科病房護理師
文／李孟修

老實說，從沒想過有天會成為「男丁格爾」，年少的時候，總是嚮往著以昂藏六尺的男兒之軀報效國家，尤其是想像自己穿上一身雪白的海軍軍裝，哇！應該會帥到萬人空巷吧！誰知道，命運的曲折盡顯在柳暗花明之處，雖然體檢斷絕了我穿上海軍軍裝的機會，但卻悄悄開啟了另一條白衣之路……。

學測後被分發到護理系，心裡並沒有萬紅叢中一點綠的喜悅，反而在愈來愈體會到護理專業的細膩之後，愈來愈發的惶恐，擔心自己大意粗心、大而化之的個性不能適應護理工作，生命沉重的負荷壓迫著我不止一次興起做護理逃兵的念頭，但也許是命中注定穿白衣，總在不經意間錯過了可以離開的機會。

心裡的迷惘，直到開始實習以後才漸漸改變，當照護的個案病情穩定，在出院前對我說：「謝謝你照顧我這麼久。」這句話猶如白衣大士以楊柳枝在心田上撒下的淨水甘露，瞬間滋潤我乾涸已久的心靈，惶恐、焦慮、迷惘等等一切轉化為塵煙消逝無蹤，我開始堅定自己朝護理聖堂前進的步伐。

抽血小事學問大　新手上路狀況多

轉眼間，進入到身心病房已屆滿週年，回憶起試用期的生活真的是應證了「學歷不等於能力」這句話，尤其在技術層面更是困擾，因為在實習過程中對侵入性治療的經驗是趨近於零，就連簡單的抽血，也大挫我的信心啊！

在身心病房，每週二是病人定期做血液檢驗的日子，服用情緒穩定劑的病人要檢驗藥物濃度、糖尿病人要檢驗血糖、酒精濫用的病人要檢驗肝功能，若是再遇上新入院病人，還要全套的血液檢驗，因此當天大夜班的同仁，需要在清晨破曉後的一個小時內負責十至十八個病人的血液檢驗。為此，我足足焦慮了好幾天，因為，我第一次上大夜就撞上了大抽血的日子，雖然帶我的「師父」——學姊人很溫柔，技術很老練，但是抽血之於我，從來只有被抽的命啊！

但逃避是解決不了問題的，只有坦然面對，才能將經歷奠基為能力。大抽血那天，大夜班的一切是這樣的平靜，直到師父（帶我的學姊）開始準備抽血用物時，我……開始緊張了！到了病人單位，先看「師父」以熟練的技術綁好止血帶，酒棉消毒，四十五度進針，回抽2 c.c.，鬆開止血帶，用酒棉壓住進針處，拔出針頭，再用透氣膠帶固定酒棉。一個病人，大約不用花費到一分鐘的時間。

帶著忐忑不安的心，我也到了負責的病人單位，這是一位身材胖胖的病人，止血帶一綁，嗯……血管咧？怎麼不見了？最後在手肘處終於摸到一條血管，消毒完，趕緊提起空針扎下去……喔！有回血了唷，我告訴病人「妳不要亂動喔！」結果……病人竟然動了……頓時，不再有血進來，但是離檢驗所需的血量還有很大的距離。

和病人道歉後，要求再試一次，折騰了一陣子終於抽好了2 c.c.，但是病人的兩手卻有三個針孔，鬆了一口氣之餘，竟聽到師父的聲音在背後響起，原來她已經把負責的血液檢體抽完了。帶著羞愧的心情跟師父坦承只抽到一管，沒想到師父竟笑笑的接手其他病人，就這樣，經歷了我第一次不太順利的抽血體驗。之後的大夜班，依然還是會遇到大抽血的日子，十二個病人平均可以五個成功，但是手上少說兩個洞以上，其他都是抽了兩次抽不到，帶著對病人和老師愧疚的心，只能等待學姊的救援。

病人打氣　勤能補拙基本功

於是，只要遇到單位大抽血，就算不是我值班，也會請值班的護安大哥叫我起床前來單位練習。被我抽過血的病人，一看到我就問：「怎麼又是你！可以不要抽嗎？」有些則會說：「你看，你上次抽完的黑青還沒好耶！還要抽喔？」我只能傻笑以對……。

印象較深刻的是，有一個胖胖的男病人，前一天才被我扎了三針，最後是學姊幫忙抽到血，但沒想到血竟然凝固不能驗了！只好重抽。他一看到我就說：「昨天不是抽了，怎麼今天還要抽？」跟他解釋後，病人還是不信任我，我只好以堅定的口氣向他說：「請你給我一次機會，若抽不到再請厲害的護理師小姐抽好嗎？」就這樣，病人被我說服了！

但是，進針後空針硬是不爭氣，左等右等還是等不到回血，病人終於忍不住對我說：「好像沒中耶，叫護理師抽好不好？」我抬頭告訴病人：

「我就是護理師啊！」只聽他短短喔了一聲，道盡了萬般的無奈！我試著將進針的方向移了個角度後，透明的針筒瞬間流進了暗紅色的液體，回血了！欣喜若狂的兩人看著針筒內這 2 c.c. 血液，真是無比的動人，我趕緊說：「你不要再亂動了唷！」病人馬上答應我：「好，我不會亂動的。」

抽完後，病人看著我一直笑，他對我說：「還是會痛，不過有進步呢！」這真是無價的鼓勵，於是我仍找機會主動要求練習技術，現在十二個病人中大概已經有八到十個可以「一針見血」。自己見證自己的進步，充滿了無限的成就感。最後要向曾經被我抽過血的病人和教導我的學姊們致謝。

可以來到大林慈院工作很幸福，三C病房這個大家庭，同事間相處融洽，互愛互助、互相成就，是發揮大愛的慧命共同體。阿長常說，身心科是以團隊的力量在行事，只要眾志合和，所願必成。大家都能體會到要得到別人關愛，就要多付出，唯有自己付出，才能帶動別人付出，因此打開心胸，付出大愛，人與人之間，少了計較，多了協力，做到了一方有難，十方來助的互愛精神。

掌握專業　好護理師不分男女

當漸漸融入身心病房護理人員的角色後，體會到與其要求別人配合自己，不如要求自己主動與人合和。所以在面對衝突的情境、暴力的處置、約束隔離的執行等等，我總是毫不猶疑的挺身而出，利用人高馬大的體格護衛這些姊妹們不受傷害。同樣的，姊妹們也會在我被情感轉移的女病友騷擾到露出靦腆的表情時，幫忙轉移病人的注意力，解決我的困擾。

曾在病人「一個大男人，醫生不做，當什麼護理師啊？」的質疑中，我並沒有做爭辯，因為我知道男護師目前還沒有普及，以前的刻板印象讓大眾認為護理是女生的行業，只希望在未來，藉著掌握專業的自主性、獨立性，撕下在護理上的性別標籤，如此一來才可以讓病人覺得男護理師、女護理師都是好護理師，也期待自己能更加熟練團體治療、行為治療、心理治療及其他另類療法，好將專業發揮到極致。

面對生活，我總是以靜思語中「做事要有赤子之心、駱駝的耐力、獅子的勇猛。」這樣的態度，讓每天都充滿著樂趣，開心且認真過好每一天。我想，只要以歡喜心付出，用感恩心投入，就不怕走這條白衣之路。

【蛻變】

急診路遙知馬力

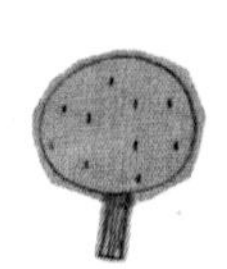

花蓮慈濟醫院急診室資深護理師
文／黃柏浚

「哇，你是我們學校第一個登記的學弟！」在五專聯招登記分發處，學姊陳柏文如此對我說。就這樣踏進了慈濟護專（現為「慈濟科技大學護理系」）。那一年，我十五歲。對於從小超黏父母、未離開父母身邊，從花蓮縣鄉下來到花蓮市的么兒來說，家與學校間的距離是如此遙遠。

開學報到後，學姊學弟妹的相認、與懿德媽媽的相見，讓我有了溫暖的感受。來到一個完全陌生的環境，那時候的我，最常跑到學姊蔡碧雀與吳麗玲的寢室，對於我內心的不安與課業上的學習，她們總是給我鼓勵，讓我在護理學習上有勇氣繼續往前走。專一結束後，第一次的實習——基礎護理，來到了花蓮慈院骨科病房。當時負責學習照護的，是一位二十八歲因車禍而雙下肢及左手骨折的男性病人。

在這場意外中，他失去了妻子及未出世的第一個胎兒。病人此時尚不知妻兒已離世的消息，帶我實習的王螢寬學姊提醒我在照護及應對上要注意的事項。在照護期間，病人對我如弟弟般的疼惜，對於剛實習技術不純熟的我，他總是大方的接受與鼓勵。但是那一天我真的嚇到了，因為，他的家屬說出了實情，對於新婚一年的他是如此巨大的打擊。然後隔天一早，學姊告訴我，病人今天早上要下去助念堂探視妻子，要我陪病人下去。心想：「天啊！那不是停放遺體的地方嗎！」

在那微涼的地下室，聽著病人的哭泣聲，對於十五歲的我來說，是生平第一次感受到生死問題的衝擊。在那之後，我不知道要如何面對病人的感受，實習也到了結束的時候。這件事對我來說，也留下了遺憾，因為接著實習的同學告訴我，病人一直想見我，希望我能去探視他。但是年少的我，不知道如何面對病人的感受與生死的衝擊，最終我還是沒回去醫院看他。

在醫院工作，真的很幸運可以到自己的第一志願——急診室。花蓮慈院急診室的正門有一大片的落地窗，可以看見外面、路邊的景物，我很喜歡。更幸運的是，碧雀姊竟也在急診室工作。剛退伍回到醫院，離開醫療環境一年十個月的我，早已忘了所學。在新人學習的階段，進度明顯落後同期進來的同事，當時有學姊對我說：「你在學校成績很好不是嗎？為何到醫院工作表現差這麼多。」這句話讓我深受打擊，因為她的話沒錯。但從那一刻起，我給自己訂下兩個目標，第一，我要在半年內熟悉急診常見的所有檢查及常規；第二，要在一年內把所學知識全找回來。這段當新人的日子雖然辛苦，但也是收穫最多的時候。

漸漸的，覺得自己成為一位稱職的急診護師了。某一天，突然接到出車任務，到機場（或是火車站？）去接一位香港回臺灣的發燒病人，此病人需要隔離觀察，因為香港剛爆發了SARS。完成任務兩天後，自己突然發燒了，而且在香港剛爆發SARS時期，所有人對這個疾病還沒有正確答案，讓我心中莫名的害怕恐懼，擔心自己會被隔離，當時已任急診護理長的碧雀姊，發現我幾天來上班的異常表現，便找我會談，告訴我該休息一下，重新調整自己。從十五歲看著我長大的碧雀姊，察覺出連我自己都還不清楚的問題，她當下立即處理，給了我一段長假，調整步伐。

在急診工作三年後，在一次與碧雀姊的會談中，她鼓勵我再往上進修，因為我遇到了工作上的瓶頸。在考取了慈濟大學護理系在職班後，在學校不僅是重新學習外，更認識了來自不同醫療環境的同學，對各種不同的工作了解更多。尤其是在三年級的行政實習，在廖惠娥老師的指導下，學習到多層面的思考及應對處理。

隨著工作年資的增長，也開始帶領剛踏入醫院的新進護理同仁。游雅婷（嘟嘟）是我第一個帶的新人，對於首次要帶新人，其實自己有些不知所措。記得嘟嘟在到單位後的第五週的第一天，我帶她在急診留觀室學習，我告訴她今天的目標是下午四點準時下班，在滿床的忙碌狀況下，我們在下午五點半之後不久下班了。其實內心蠻開心的，因為我知道在這麼忙碌的狀態下，這個新人的表現超乎我的預期。

隨著帶新人的經驗，我也製作出了一本號稱「葵花寶典」的急診新進人員訓練手冊。原本僅用於自己帶新人使用，但這本手冊也成為現今花蓮慈院急診的新進人員訓練手冊。

當年四月，急診設置了專科護理師，自己則轉任急診資深護理師，打算朝著專科護理師邁進，探索不同層次的領域。經過這麼多學姊、學長及師長們的照顧、指導與提攜，自己在護理工作一路上順遂平安。現在我也是別人的學長，我希望自己的所學專長，除了照護病人外，也能成為提攜新人的學長。

【蛻變】

苦練有成

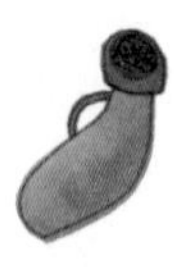

花蓮慈濟醫院急診護理師
文／林文暄

踏入臨床即將滿一年的我，看見醫院裡陸陸續續進來的新人和實習生，不禁想起去年剛到醫院工作時恐懼和焦慮的心情了，現在回想起來，還真不知道我是怎麼撐過來的。

在大學裡每一科的護理學上十二週，緊接著就是該科的臨床實習三週。在實習生涯裡，每天都充斥著無止盡的作業，遇到臨床的各種困難，如：基護實習碰到隔離病人，很擔心自己被感染，心裡也不停地抱怨為什麼我要選讀這麼危險的科系？而三讀五對給藥及答覆老師問的藥理學問題，搞得自己好像在讀藥理學系一樣。到了產科實習，因為自己的性別影響個案身體評估與護理介入程度的執行，而感到沮喪。且每天清晨六點半前要出門趕往醫院，結果有一次發生小車禍，當時只怕會影響實習時數及畢業門檻，不管受傷情況，就硬著頭皮去實習，就算手臂腫得跟大腿一樣粗，只要骨頭沒斷，還是得去實習。

至於內、外科實習，則不論抽痰、管路照護或傷口換藥，都要無菌技術及安全操作，真的超累！而臨床的學姊們還要一次照顧好幾個病人，真不知道她們是怎麼辦到的。而最後的綜合選習，從之前有老師跟著，到這時沒有老師跟著，帶著潛在的不安全與不確定感，臨床作業都得自行解決或求援。每一梯次的實習，自己都會先背知識，擔心應用生澀或混淆，而實習都必須好好經營護病溝通與關係，真的是勞心又勞力。所以每次實習都會跟自己說，沒關係，撐過去就好，將來畢業之後進入職場工作就會好很多了。但萬萬沒想到，真正的噩夢，就在進入職場後才開始。

一進入職場，首先遇到的難題就是交班，如何以最快的速度，將病人從頭到尾發生的經過仔細地交給下一班，好讓下一班的主護能快速認識病人，了解照護的重點。但實習能夠練習交班的機會真的不多，每天只有一次，但在急診工作的我，要照顧的病人數無上限，在要照顧這麼多病人的情況下交班，真的很不容易，因為根本連認識病人的時間都非常有限。於是我努力地勤練交班，就算被學姊罵，也還是繼續交班，甚至到後來，我交班給下一班之前，都還會翻開我照顧病人的病歷，自己交班給自己一次，為的就是讓自己多一次練習的機會。

緊接著遇到的另一個難題，就是幫病人打點滴上留置針。到現在我還清楚地記得，當時因為一針沒打上，就被病人咆哮、謾罵，回到護理站找學姊求救又挨了一頓罵。當時我的臨床指導員告訴我，以後休假時間都要來醫院練習幫病人打點滴，不只打點滴，各項護理技術也都要練。

不要懷疑，剛開始的那兩個月我都沒有休假。就這樣，苦練的兩個月終於有成果，自己進步了，現在回想起來，還得感謝學姊當初的「逼迫」，因為在剛進入臨床工作，尤其是在這充滿考驗與挫敗的急診環境裡，能支持你繼續的最大動力，就是成就感，而最快能得到成就感的方式，就是自己能獨力完成每一項護理工作，甚至還能幫忙其他人。漸漸地，自己感覺到護理其實並沒有這麼可怕，也有了信心。

護理這份工作，真的需要時間去學習，去適應，只要繼續堅持下去，調整好自己的步伐，護理並沒有想像中困難，每一位在臨床工作的護理師，都是這樣走過來的，而我當然也會跟隨著前輩們的腳步，繼續向前邁進。

【蛻變】

口罩下的笑臉

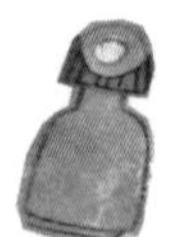

大林慈濟醫院手術室護理師
文／田哲聞

帶著最好的微笑、保持開朗的心態，是維持心情愉快、保有充沛活力的必須要素，而在我工作的地方更需要這些，雖然我總是戴著口罩。

邂逅護理　抓住契機

遙想國中時期的我，成績與其說是班上的「中堅分子」，倒不如說是不被看重的「邊疆蠻族」。那時心想，只要能順利畢業、隨便考上某間高職，就可以理所當然地出社會一展長才，但不知長才在哪裡。國三時，認識了一位就讀護專的學姊，斷斷續續聊了幾天，發現男性也可以讀護理；

覺得有點興趣，雖然男生唸護理想必困難重重，但何不試試？

護理實習時，看見因慢性病而受苦受難的家人，因內科病痛而苦、外傷行動不便的患者，才堅定了我讀下去的意志。

接受特別指導　累積知識寶庫

畢業後進入大林慈院手術房，一開始也不清楚原來這裡有細分成隸屬護理人員的「Team 1」、協助醫師的「Team 2」。原本被指派為Team 2的我，必須先轉往Team 1，由輔導學姊及實習老師共同指導，學習基礎的器械認識、手術室常規，加強無菌技術。

試用期的每一天都是一個新的壓力，因為同期的新進人員只有我一個，無法像在學校實習一樣有同儕分享經驗、宣洩壓力，一切都只能靠自己努力調適，學習成果不佳就容易被學姊「特別指導」，在極度的壓力下度過了這三個月。

誰知道，試用期過後才是真正的驗收。碰到不同的學姊、不同的術式、不同的備物，樣樣都在考驗自己的程度。

從第一次踏入單位直到現在，已經將近兩年。一開始令我焦頭爛額的事情，現在都已漸漸明朗，面對新進學妹不了解的時候，已能給予協助，雖然還不足以擔任輔導員，但其實已斷斷續續在教新人及實習生一些基礎。至於更精深的事情，就靠己不斷請教、精益求精，吸收後納入成為自己的知識寶庫。

看見外科的藝術

雖然已經不是菜鳥了，每天還是有不同的新狀況等著我去應付。同樣的術式、器械、縫線，可能會有不同的做法及用法，每看到一次都覺得驚奇，原來在手術室看到的這些經驗都是如此寶貴——在病房無論如何也看不到的精緻手藝，就埋在已用縫線重新縫合的組織之下。

正因為在手術室護理能學習的太多，那是用再多的文字、語言也道不盡的寶貴經驗，所以每天都抱著好學的心態將其記錄在筆記本內，但還是覺得來不及。

保持好情緒　歡笑每一天

新的狀況及壓力太多，每天都有不同的情況挑戰自己的情緒控制，差一點讓掛上美好微笑的臉轉變為窮途末路的苦臉。這些時候，也容易導致工作失利、情緒低落，不知所措。

記得剛來時，看著一位位的病人被推入手術室，心裡會想著要給予他什麼幫助，但因為學的太少而力不從心。有經驗了，就不再會手足無措；

再更有經驗，看得更多以後，面對病人的需求已駕輕就熟；都學會了、熟悉了，才有能力去體會病人在手術前、中、後可能所受的苦，去思考病人手術時的心情、煩惱與困惑，進而更細心地去照護。

抱持正面的情緒、看開一切的態度面對新的一天，對著單位的同事好好打招呼，並把碰到的挫折哈哈大笑地帶過，這是讓自己經常保持好心情的方法。現在，在工作上的自己，遇到了障礙就先停下，不要急著跨過去，先冷靜想想應該怎麼做，怎麼做較好再採取行動也不遲。決定了是正確的，就放手做！

【蛻變】

一針就上的信任

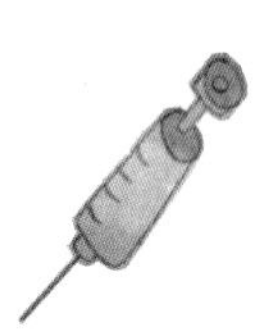

臺北慈濟醫院急診護理師
文／謝奇翰

「你好，我是今天要來面試的新人，我叫做奇翰。」這是我剛踏進臺北慈院護理部面試的第一句話，別以為這麼輕描淡寫，短短的一句話，我說出來可是結結巴巴！「你就是奇翰喔，來來來，坐下來說，不要這麼緊張。」徐美華督導熱情的說著，這股暖流瞬間讓我有如琴弦般繃到最緊的身體放鬆了下來。

在簡短的閒聊後，督導開始問我有沒有什麼想去的單位，對於剛畢業又剛當完兵的我來說，根本是一頭霧水，也許督導看出了我的困惑，隨即對我說：「沒有特別想過？那督導幫你決定好了，去急診如何？急診護理長也是男生喔！他一定會很照顧你的，但急診很辛苦喔！你有信心可以勝任嗎？」也許是初生之犢不畏虎吧！不知哪來的勇氣，我跟督導保證，我一定可以勝任，並且成為一個出色的男護理師。

然而在報到的前一個晚上，我偷偷跑到急診室坐了一個小時，在那兒觀察，學長姊們流暢的工作速度，以及超乎常人隨機應變的能力，讓我萌生了兩個想法：「我好憧憬這麼厲害的護理師，我也想變成這樣！」「我真的辦得到嗎？我以前實習只顧一個病人都慢吞吞的，我行嗎？」這兩個想法成了我當晚睡覺前，不斷在腦海中出現的聲音。

隔天，終於到單位報到了，硬著頭皮先到護理長辦公室。「哈囉！你就是奇翰吼？我是你以後的阿長，我叫做俊朝。」親切的對話，讓我一掃先前的不安，護理長熱心地告訴我有關急診的一切事務，以及將來在急診會如何發展，並且詢問我對於未來有沒有什麼計畫？

「我想成為像在診間裡面學長姊一樣厲害的護理師。」我說著我昨晚的夢想。「沒問題啦！只要你能堅持住，你也可以這麼優秀。」「有什麼工作上的困難及煩惱，都可以來找阿長說，阿長一定會幫你處理的。」這麼令人安心的主管，就是我的護理長——俊朝哥。

踏入職場的第一天，護理長安排一位非常照顧學弟妹的學姊來帶我，他就是我之後的學姊——斐玲姊。第一天上班，斐玲姊便開始告訴我有關急診的各類常規，對於剛退伍而把臨床技術忘得一乾二淨的我來說，真是一大考驗，學姊發現我一問三不知，馬上調整步驟，開始慢慢教我，也告訴我學習不能急，一定要學得扎實，但是回家一定要多讀書充實自己，才能跟上腳步。學姊也說，當一個急診人要一心二用，眼觀四處，耳聽八方。

對我最困難的，應該就是打IC針吧，原本左撇子的我，因為一些緣故改練右手，但真的很不順。在某一天下班時，發現自己全部的針都沒打上，沮喪的樣子被副護理長芳玲學姊看到了，問我：「你是不是因為今天IC都沒打上在難過？」接著芳玲姊跟我詳述她打針的經驗，並熱心的聯絡廠商詢問練IC的模型是否還有剩。幸運的我，又受到了貴人的幫助，這對我之後的技術可是一大福音。

很快的，三個月過去了，真的很感謝斐玲學姊的諄諄教誨、因材施教，以及主管和單位其他學長姊的照顧與指導，才能成就了現在有自信的我，學長姊，您們辛苦了，謝謝。

「與病人的信任關係，就在於你第一針有沒有打上。」這是我剛開始工作，在網路上看到同是急診同仁說的一句話。很慶幸的，很快地，我常常能讓病人信任。不僅僅是技術方面，之前學姊叫我回家唸的書，在衛教病人的時候也能派上用場，每當看到病人及家屬在我詳細的衛教後，充滿信任及感激的眼神，不斷地讓我感受到在急診工作的驕傲與成就感。

工作期間，印象最深刻的，大概就兩件事，其一是很多老人家會叫我醫生，每次聽到我都會苦笑地解釋說：「我是男的護理師啦！」其實滿多老人家都很驚訝，原來有男護理師這個職業，我也向他們說，之後會愈來愈多男護理師，也希望他們對於我們的照顧評價，不要輸給其他女性同仁。

另外一件事，就是第一次遇到病人暴力事件。那時一位躁動的身心科病人拿著刀在急診大廳亂揮，把大家都嚇壞了，最後醫生說要為病人打針，身為男生的我義不容辭地接下任務。其實自己心裡也很害怕，不過我想這就是男護理師真正的價值，總是得要有勇氣挺身而出保護其他女性同仁吧！

工作要滿兩年了，也開始指導學弟妹，也許是一直認為自己還是新人的心態吧！總是特別能理解學弟妹哪裡學習有困難，也能適時的幫助。而我最喜歡跟學弟妹說的一句話就是「回家唸書為的不是怕被學姊電，為的是讓你能夠理解整個醫療流程的原因，讓你能更適應狀況，讓你在面對病人的發問時，不會啞口無言而是侃侃而談。」現在的我仍然要謙卑的努力學習著，希望之後能跟大家再分享的時候，我已經是一個優秀的急診人了！

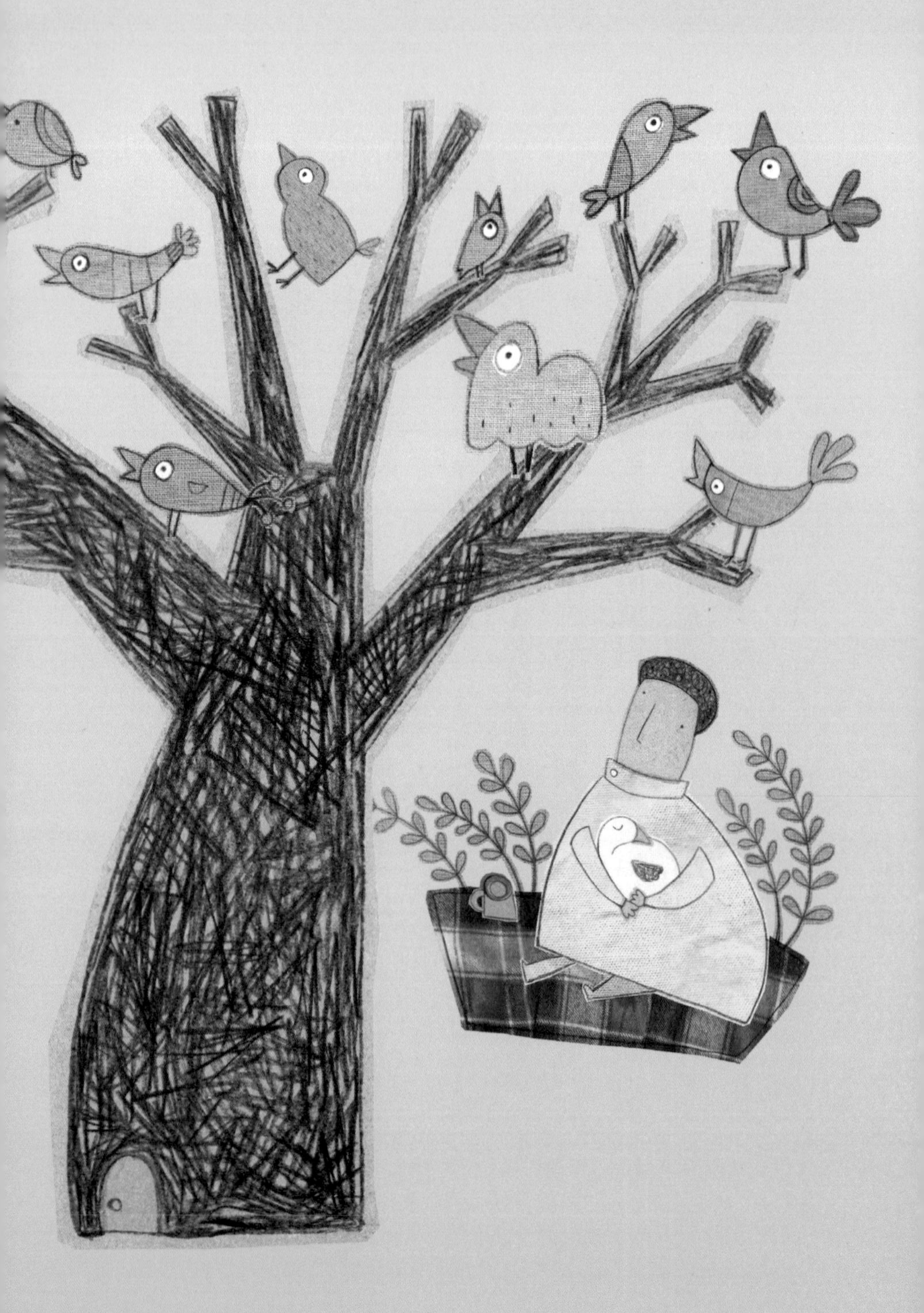

白衣心語

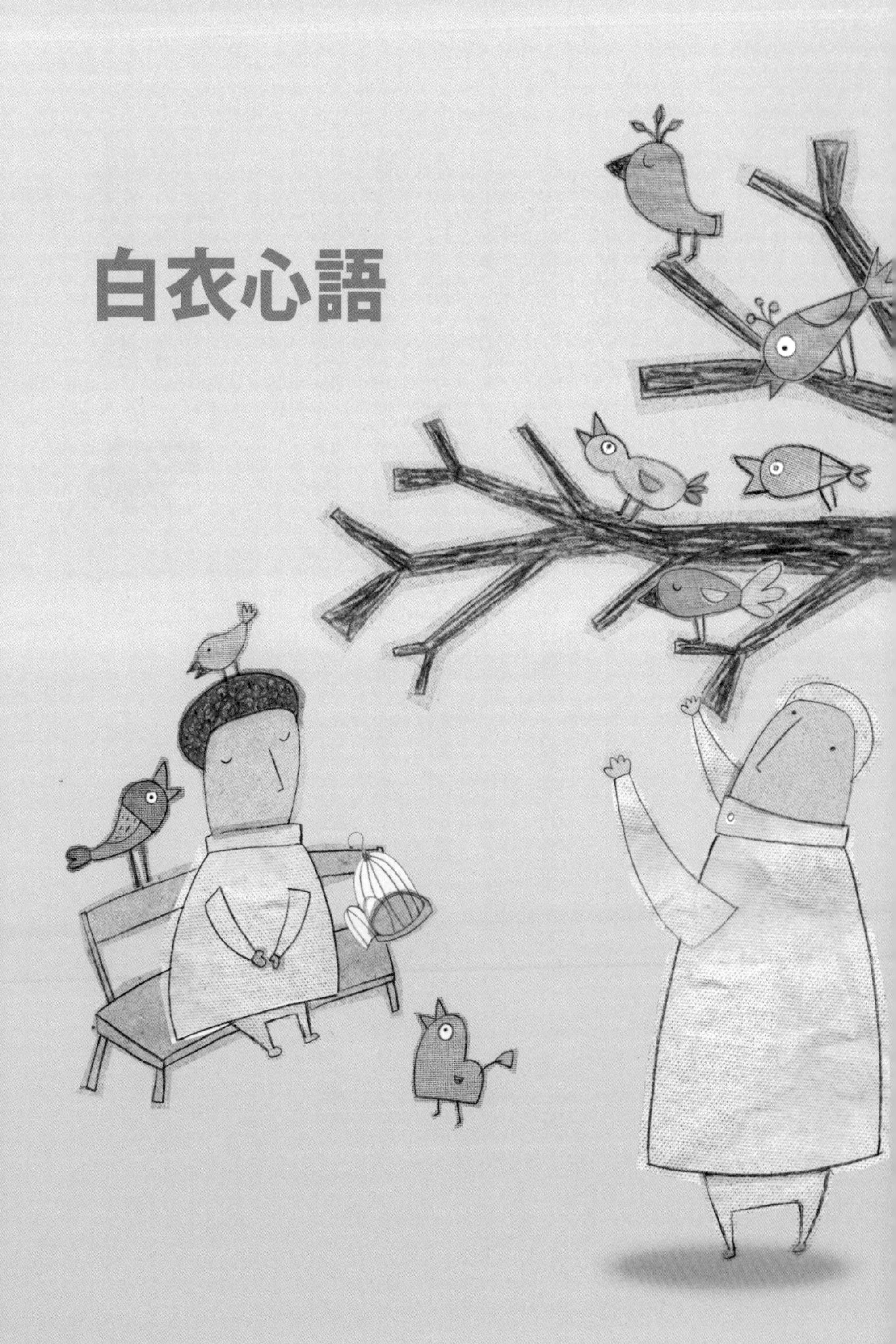

【助人】

護長男為
戶長難為

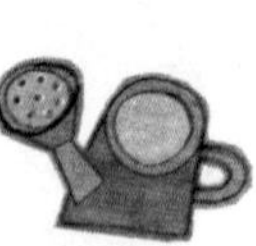

大林慈濟醫院身心科病房護理長
文／郭仁哲

「握緊拳頭時，好像抓住了許多東西，其實連空氣都沒抓到！張開雙臂時，好像雙手空空，但是全世界就都在你手心！」這是我最喜歡的一張史奴比桌面上的文字，伴我度過了生命中最黑暗的低潮。當我痛苦壓抑無法自解時，就會拿起手機，看著這張桌面，心中輕吟著這幾句話，每每總有些啟發感悟。繃緊的神經、握緊的拳頭、緊蹙的雙眉，不知不覺便一點一點地鬆開來。

新舊融合大挑戰

四年前，我的人生走上了叉路，離開了原先的軌道，開始為一群女人當家。在這萬紅叢中一點綠的生活，並沒有令人遐想的浪漫，苦心竭力換來的是甜是苦？箇中滋味只有自己心裡明白。

話說長江後浪推前浪，但是護理職場上的薪火相傳，從來都不是水到渠成般的平順。有一天，某位頗為資深的同仁前來找我，要求不想跟一位新進同仁搭班，她表示，學妹做事很「兩光」，跟她搭班壓力大、接她的班壓力更大……當下我靜靜地聽著她的抱怨，心裡卻漣漪著淡淡的失落。世人錦上添花者眾，雪中送炭者寡，怎能在走過了之後，就忘了當初新人的難處？人不可忘本！何況，我們是一個團體，要適時地把手心向下，拉起末學後進的手，攜手並進才能創造更大的利益啊。

於是，我先同理這位姊妹不滿的情緒，然後引導她去思考，當她再遇到同樣的情境時，要怎樣做才能幫助學妹成長，也減少自己當班時的壓力。當然，大多數人的想法就是交給護理長去處理。只是，我認為一個新人的成長不單單是輔導員的責任，而是整個單位都要去維繫，是好緣我們珍惜、是孽緣我們祝福。而且，三個月的試用期就可以讓新人「轉大人」嗎？羅馬不是一天造成的，專業也不是一蹴可及的。新人在培訓期，我們為其奠基並建築架構，讓他往後可以形成屬於自己專業的殿堂，而這個浩大漫長的工程，是要整個團隊一起監督及護持的。

幸福女人背後的男人

也許，千錯萬錯是我錯。不知道是不是我的紅鸞星三十五年沒動了，所以醞釀的喜氣已經滿到溢出，讓單位的姊妹「法雨均霑」。做「戶長」這幾年，年年喜事不斷，結婚的，一年兩、三個就不說了；厲害的是，每年都有三個姊妹在同一個時期懷孕，同時生產放假，導致年年都有一段人力緊繃期。所以姊妹們都會對新進的妹妹說：「阿長的辦公室有拜月老跟註生娘娘喔！」雖然休假沒以前多，卻也不曾出現超時工作的情形，所以，總算是「關關難過關關過」。唉！一群幸福的女人背後，總有一個辛苦的男人。連我這樣一個男人，都能體會到女人懷孕、生子、帶小孩是這麼的辛苦。

因為單身又住宿，所以每天都很晚下班，辦公室總是不缺少同仁的愛心餐點。原來我的關心體諒，大家是感受得到的。

從握緊的拳頭　到開展的雙臂

從來沒有想過我會走護理，做事一向要求完美的我，也從來沒有想過會被賞識而當主管，從沒想過……是福是禍？

原本耿耿於懷的我，看見自己握緊的拳頭，心中忽然升起一絲明悟：拳頭儘管用力握得再緊，五根手指頭也不會同方向。拳頭如此，何況人心？就竭盡自己所能，讓那些比你苦、比你難過的人，感受到這世上的陽光和美麗吧！只要信心在，勇氣就在；努力在，成功就在。想到史奴比的名言，不就是在告訴我，凡事不要每一件都看得太認真、太執著，告訴自己問心無愧、安守本分，就順其自然發展，只要我努力耕耘，一定會嚐到甜美的果實。

【助人】

撥雲見日做先鋒

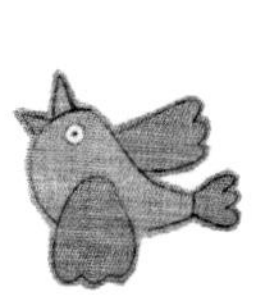

大林慈濟醫院護理部督導
文／林興隆

回想當年唸書，有人問我讀哪個科系時，回答護理系常被聽成「物理系」，很多人這樣回應時，也就不再解釋了。在二十年前那個年代，哪有人相信護理系有男生，不過我們就是輔仁大學護理系的學生，而且全班四十七位同學中，有二十七位男生，顛覆了很多人的刻板印象，而我就是在那個衝先鋒的年代讀完護理系，也進入臨床護理工作。

從一九九四年大學畢業至今已經二十三年，記得一畢業就進入臺北一家繁忙的醫學中心急診室任職。上班頭三天，天天都有CPR上演，因為每天都有DOA（到院前死亡，現在改稱OHCA）病人，果真是急診上班的訓練及磨練，可能也在印證我於北榮實習時，CPR測驗滿分通過吧！因為我對急診有很濃厚的興趣，所以經歷了急診各項訓練，也在二〇〇〇年取得ACLS指導員認證，一直在急救領域及臨床教學鑽研，希望能盡己所能，指導更多的新血加入急診行列。因為家在雲林縣，想就近照顧雙親，所以於二〇〇一年回南部，進入當時剛啟業一年的大林慈濟醫院急診室擔任副護理長一職。

創造被利用價值　難忘幫大體抽血

因為是男生，工作群中的少數，所以常常被「充分利用」，不過也因為如此造就了被需要的價值，無形中也讓我得到了許多助力及成就。

記得有一次，一個病人要鬧自殺，需要護理人員在旁待命，那時他們第一個想到的就是我，因為我在急診，又是男的，所以我是第一選擇囉，也讓這件事順利落幕，雖被踢了幾下，不過還能撐得住。想想當時，如果是女護理同仁，是不是會受傷啊？

在急診的工作挑戰，除了有各種疾病變化要處理外，也要配合政府機關的要求，在這部分就有一件令我印象深刻的事。那是一天小夜班時，晚上十點多接獲勤務中心高速公路車禍通知，即將送來到院前死亡的個案，同仁們將急救室各項用物準備妥當，即將再來場硬仗。當病人送達急診直入急救室，發現病人除了多重外傷外，頭顱已被壓扁達明顯死亡無法救治的狀態，於是將病人整理一下送往助念堂安置等候家屬。半夜十二點多，帶著疲憊的身軀走回宿舍，就在要搭上宿舍樓梯時，電話響起，「學長，剛剛送下助念堂的病人，警察來電說要做酒測，怎麼辦呢？」「我回去處理好了。」於是再回到急診，備妥抽血用物和學妹到助念堂，雖然在急診經歷很多死亡個案的急救，但是半夜到助念堂幫大體抽血還是頭一回，心裡還是會有點毛，還好有學妹一起壯膽，另外心裡也不免嘀咕，這種狀況還抽得到血嗎？依照解剖位置從股動脈著手，還好一針就中。趕快收拾東西回到急診，圓滿達成任務，不過不希望還有下一回。

教學生白了髮　心不悔願傳承

三年前開始擔任教學督導，正式肩負起全院護理同仁的教學與傳承。記得當初被指派接教學組時，原因大致是「教學很繁瑣也要細心，所以你的龜毛個性很適合啦。」怎麼到目前為止，還有一種被騙的感覺……。不過一路走來，感覺教學的確要很有思維的理念及勇於開創的態度，加上我有一群合作好夥伴，也因此在與所有護理教學夥伴的努力下，開發了護理人員學習平臺及護生實習平臺，並且承擔每年上百小時的教學課程。雖然白頭髮變多了，不過智慧也增長了。

在新進護理人員到職訓練的心得分享時，也常問他們「護理是什麼？」聽到的答案多半還是「護理是一門科學，也是一門藝術」，還有大部分人沉思很久難以回答。的確，要認真回答並不容易，因為護理要做的事情真的太多了，「包山包海還包抱怨」，不過，也可以很簡單的回答：「護理就是臺語的『護你』也是『給你』。」，給病人身、心、社會、靈的需求滿足。記得大二在製作系徽時，大家最懷念的系主任崔修女告訴我們：「要本著3C（care照護、concern關懷、compassion悲憫）的精神來照護病人，除了做基本生理的照顧外，要本著同理心關懷病人，並且分憂解苦。」其實不管是什麼宗教，都是本著相同的心來對待眾生。

從北到南的醫院都缺護理人力，也都關了很多病床，缺人的原因很多，依照學者研究，可歸納為工作繁重、訓練不足及缺乏認同三方面，而訓練正是護理教學需著重的地方；現在政府推行護理兩年期的訓練計畫來加強訓練，大家也都努力執行，不過畢竟和醫師的訓練模式不同，住院醫師可以依照學習的需求訓練三年再考專科，而護理則是幾個月就要能獨力做完整的照顧，這更是考驗護理教學的規劃及執行。雖然護理之途眼前看似荊棘滿布，大家只要有著「護理」之心，必能給予病人最優質的照護。

我在這裡遇到我的人生伴侶，讓我有一個溫馨甜蜜的家，我也從研究所畢業了。我很珍惜所擁有的一切，也感恩慈濟的栽培。「護理是什麼？」我回答自己，本著證嚴法師的慈示：「有願就有力，必定能撥雲見日。」我願繼續為病人及同仁盡最大的努力，提升護理同仁的專業知能，進而造福需要被我們關懷的人群。

【助人】

擁抱汗水與淚水的幸福

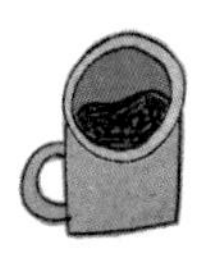

大林慈濟醫院身心科病房護理長
文／郭仁哲

隨遇而安，碰上護理

少年時，師問立志，我答：「隨遇而安。」心靈敏感過於早熟的我，希望自己的心靈像瀑布下的大石頭，愈磨愈亮；但不要留下痕跡。但當時這個答案似乎不能讓老師滿意，諷刺我胸無大志，這輩子出息有限。但我只是凡人，做好現在，偶爾幻想一下幾年後的未來，但幾十年後的未來就管不著了。

高中選志願的時候，一心想從事醫療來服務人群，所以在大學聯考放榜時知道自己考上護理系，雖然還不夠了解，雖然對是否適合男性還存疑，還是一腳踏入了護理的領域。當時剛開始推行全民健保，對未來茫然的我只好安慰自己，這是一個市場需求高的行業，將來不怕沒工作，何況，幫助別人是我最喜歡的事，能把自己喜歡做的事當成職業，何嘗不是一種幸福。

剛進職場的時候，對自己一貫以來「像個過客，冷眼看世間」的態度感到困惑，內心似乎有股衝動，想要做些改變，所以想從精神照護出發，一方面發揮自己「敏睿過人」的優勢，另一方面學習溝通，彌補不善與人互動的缺點。剛好，當時的護理部主任也覺得在身心科放個男孩，或許會有一些好的影響，從此造就我累積十多年的專業。

生手到老手，再回見初衷

走跳在護理這條路，才知道沒有最瘋狂，只有更瘋狂；沒有最忙碌，只有更忙碌。

身影不停穿梭在病床間，評估、給藥、治療、衛教、處理突發狀況，八小時就這樣「咻」的過去了，但是記錄呢？連坐下來的時間都極有限，邊論構思跟書寫記錄，所以只好在交完班後，抱著一堆的病歷和冷掉的便當進討論室奮鬥，左手的湯匙挖一口飯菜，填充空虛八小時的胃；右手的筆寫下疲乏的大腦擠出來的文字。就這樣，白班上到小夜，小夜上到大夜，大夜……唉！每天超時的工作，跟自己想像的生活迴異，不禁懷疑自己的選擇。

眼見跟自己同期報到的人愈來愈少，周遭的妹子沒多久就換一批，都還沒要到電話呢！對自己的堅持，心裡愈來愈沒底，正在猶豫要去哪裡拜神明問前途，有一天看到網路上分享的文章，意思是「在我們還對事情的了解沒有到達更高的境界之前，沒有權力去否認及懷疑，應當想可能還有自己所沒有看到的部分，心靈要永遠保持開放，生命才有繼續發展的空間。」當下有如醍醐灌頂，是啊！我才剛踏進護理的領域，怎麼能知道自己適不適合，雖然過去有四年的求學經驗，但那些不過是紙上談兵，唯有實踐才是真道理；「神一般的少年」從來都是愈挫愈勇，前方的路上有大石，那就踩著大石讓我看到更高更遠的地方。

隨著時間一天天的過去，愈來愈能掌握做事的效率，知道活用時間的空檔來完成一些比較不用耗費腦力的瑣碎事情，下班的時間也一天天的往前。每天面對各種不同的挑戰，從中得到很多成就感，不過，我的心裡怎麼愈發空虛了起來。忙碌的工作榨乾我的精力，為了追求工作效率，在愈短的時間完成自認為了病人好的事，一廂情願以為這是在「幫助人」。只是，有些病人跟家屬怎麼就是不領情呢？真是太難搞了。

直到有一天，照顧一位重鬱症的患者，她就像戴上了灰色的眼鏡，眼前的世界充滿悲傷與無望感，鑽牛角尖的認知，讓她忽視了我的努力，無力感層層疊疊的包圍過來，這股挫敗逼得我瀕臨崩潰，幾乎就要在護理站嘶吼了起來。當時一位學姊注意到我的窘境，拍拍我，要我休息一下讓她來接手。我沉澱了下心情，前往協助學姊，只見她坐在病人身旁，用著像朋友的語氣，輕輕地引導病人訴說，病人哭泣了，她遞過衛生紙並握住病人的手給予支持及陪伴，在病人的情緒宣洩之後，病人決定願意配合治療的方式。剎那之間，我重新領悟——我照護的是一個人，不只是病。學姊讓我看到護理的藝術，重新找回自己的護理定位。

逆向思考，逆境增上緣

常常有人問我：「在身心科工作應該很輕鬆吧？」通常我都是笑笑帶過，其實，在身心病房裡，可以說是苦樂雙行，光鮮的白衣身影下，交織著汗水與淚水。熱血一點的形容，是在淚水中相映著彼此的笑容，白話一點講，其實是哭笑不得，箇中滋味猶如「寒天飲冰水」，冷暖自知。我在這裡的這三千六百多個日子，感觸既多且深，也許可以用一段話表達——「十年護理身心忙，費思量，自難忘，滿腹辛酸，無處話淒涼。」

因為單位屬性特殊，為保障入住病人及單位同仁的安全，在住院規則上本有諸多限制，同仁除了視病猶親的膚慰，在病人因認知缺損、自制力薄弱的時候，也需要工作人員以堅定的態度制止其不當行為，難免有病人在要求未被滿足的情形下心生怨恨；運氣好，遇到講道理的，知道動手有辱斯文，就會以客訴的管道發洩不滿。運氣不好，遇到喜歡用拳頭講話的，沒有受傷算是佛祖保佑。

新進的同仁來到身心科，我會逆向操作地勉勵：「沒有被病人打過，不算是一個好的身心科護理人員。」並不是要鼓勵大家挨打，而是期待同仁能夠以積極的態度面對病人。

舉例來說，有一名憂鬱症的病人因為有自殺風險所以來住院，照護時發現他容易扭曲別人的用意，未滿足其心理需求時常易生氣、焦慮，與我們互動時就有大大小小的摩擦，然後他會利用各種管道去表達他的抱怨。最近的一次衝突，是某一天晚上主治醫師來查房的時候，病人正好在洗澡，醫師表達想跟他討論後續的治療計畫，但是病人也許沒聽清楚，誤解成醫師要趕他出院，所以就很生氣，一直打電話投訴醫師，並揚言要找報社記者。同仁們知道了這件事，持續的用耐心來傾聽及澄清，但是因為病人本身不容易被安撫，所以要花更多的時間，在溝通的態度跟技巧上要更謹慎的拿捏，避免衍生枝節。因此，遇上這種「精神上挨打」的事件，照護人員要承擔更大的壓力及工作負荷。類似的情形，都會在病房的晨間會議及團隊會議上討論，期待大家學會更多照護上的技巧，從源頭避免這樣的狀況，也能讓病人狀況不致惡化。

人生可能會碰到很多不如意、不順遂，不過回過頭來想，這樣的橫逆，也可能是我們的「逆增上緣」，用橫逆來激勵我們更精進。所以證嚴法師教導我們要運用慈悲和智慧處理事物，把心放寬，將過去所結不好的緣一筆勾消。

人生註定艱難，除了待在原地才不會被路上的石頭絆倒，哪有一條道路是坦途？只要心中有所堅持，人人都可以為之奮鬥不已，因為有了目標就可以開始，有了開始，就是成功的一半，有了成功，那離你的希望就不遠了。不要忘了，人因為夢想而偉大，假如連夢想都沒有，那人生多麼黯然失色！證嚴法師開示我們「生命因利他而豐富，慧命因自覺而成長。」非常慶幸當初能夠堅守志向不變，才能夠有機會做利益人群的事，也能夠有機會覺悟自己，不斷的學習成長。

【助人】

實現心中的護理藍圖

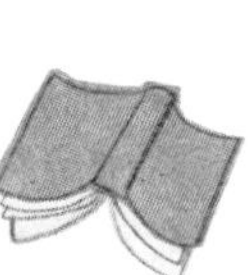

臺中慈濟醫院急診室護理長
文／王朝琳

回想自己從內科加護病房轉到急診室的前幾年，每天戰戰兢兢的準備上班，到交接班結束，總覺得事情怎麼都忙不完？病人怎麼一直掛號？救護車怎麼一直來？家屬怎麼有那麼多為什麼？……這些問題一直出現，困擾著我，好幾次想要轉換跑道，但每次只要這樣的時刻來臨，就會有病人因為我們而病情好轉，我又得到成就感而繼續下去。

搶救生命的快樂

在急診前後工作也七年了，工作依然忙碌，我卻忙得很快樂；快樂，來自於病人的病痛不見了，或是拒絕檢查的病人在我們的衛教和陪伴下願意配合檢查而找出病因，讓醫師可對症下藥，解決病苦。而且如同過去急診研習的講師所言：「如果一位嚴重外傷病人於事發現場沒有身亡，那到院後的處置必須分秒必爭，才能讓病人免於死亡。」

我曾經照顧一位車禍造成腹內肝脾破裂、腹內大出血的學生，全身上下插了約十支大號（十六號）的靜脈留置針及各種管路，在一張小小的急救床，旁邊掛滿了血袋和點滴，因為這位病人於意識清楚時曾經對著我說的一句話，震撼了我，他在意識喪失前的最後一秒說：「我不想死。」於是，我們用最短時間做了許多緊急處置、送病人到開刀房手術；事隔幾個月後，我又在急診室看到這個學生，已經可以自行走路、做復健。就是這樣的時刻，我覺得做護理好開心、好有成就感。雖然病人已不認得我們，但卻讓我找到在急診室工作的價值和動力。

記得以前在學校時，老師常常鼓勵我們：「以後要往護理行政的方向走。」當時我一直聽不懂老師的叮嚀，心裡想我只要好好照顧病人就好，為什麼還要做行政那些枯燥無味的事？

老師又說：「如果行政能讓你教育你的同仁跟你一樣優秀，那你照顧的不只是你手上的那幾個病人，而是整個病房的病人都可以照顧得很好。」這幾年的臨床工作中，發現年輕學弟學妹的工作壓力很大，也有許多世代價值的差異，如果資深的學長學姊沒有改變教學的方式和態度，那麼優秀前輩身上的智慧與經驗，將無法傳承給新進的護理人員，那一代一代之後，我們都必須承受「不努力傳承」的後果，因為我們也會有病、老、死的時候。反覆思考後，我領悟到臨床教育和傳承是這麼重要的事情，所以在兩年前，我接受了護理部辦理的幹部訓練課程，並承擔了夜間值班護理長的職務。

護理長的承擔 從夜班到急診

於夜間值班期間，我常常一個人在兩院區內各病房間穿梭，從最高樓層到最低樓層，從最吵鬧的病室走到安靜的地方，有時甚至因為是獨自一人而喃喃自語，剛開始還真不習慣。

記得剛開始職位轉換時，非常擔心值班的手機響鈴，或電話那頭傳來的通報，如：暴力事件、性騷擾事件、家屬抱怨、加護病房緊急加床等等，我都必須到現場處理。但手機既然響了，就開始處理吧。

通常我先聆聽各方的意見，試著從各方的立場來思考事情，促進多方溝通與對話，才能將發生的突發狀況一一妥善處理，甚至學會遇到狀況，考慮的層面需要更高、更廣，不僅要在第一線保護同仁、維護病人安全，更要考慮院方立場。然而，每當夜深人靜、巡房時，我仰望整棟醫院的建築物，感受到醫院裡面許多專業人員正努力著，守護病人的生命與健康，而我彷彿在幫忙顧著這一個家一樣。這段期間我很感恩護理部督導和主任的耐心指導，常常半夜接我的通報並給予我很多的協助。

當我開始適應值班護理長的工作時，護理部又給了我一個變化球——擔任急診室護理長。

目前我接任新職務已半年，學會與更多的人溝通，聆聽各單位、病人家屬及單位同仁的建議，思考如何設計教學活動，安排同仁進階訓練，改善單位的工作流程，監測各項品質指標等等，有時候覺得一天二十四小時真不夠用。

現在的我，每天上班都告訴自己：「要為自己的信念和心中的那一份護理藍圖而奮鬥。」期許自己能如《靜思語》所言：「不求減輕負擔，但求增加力量。」能更有智慧地處理好每天接到的變化球，並領著有志一同的護理夥伴一起學習，一起營造快樂溫馨的工作環境，一起維護病人安全。希望大家樂在工作，朝著守護生命，守護健康，守護愛的目標前進。

懷念榮峰

前大林慈濟醫院護理部督導鄭榮峰護理師，於二〇一六年四月榮任南投大千醫療社團法人南勢醫院副院長，卻不幸於二〇一六年十月二十一日，因突發心臟疾病往生，享年四十六歲。

感念榮峰對慈濟護理長年的付出，特以榮峰親撰之〈志為男護〉一文，加上家人和老同事對榮峰的祝福，緬懷榮峰對臺灣護理界的投入與奉獻。

【懷念榮峰】

志為男護

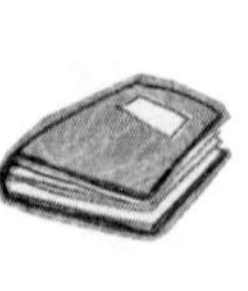

前大林慈濟醫院護理部督導
文／鄭榮峰

趁著天氣晴朗，離開有點亂的被窩，刮去滿腮的鬍渣，穿上已有些灰撲撲的白色制服，唉！已忘了它當時的雪白模樣……送寶貝女兒到保母家後，往熟悉的醫院奔去，沿途哼著歌，打量著周遭來往趕路的同僚們，一片雪白的制服中，我也是屬於其中——他們叫我男護師。

聯考失利讀護理　加冠典禮接薪火

忘記是什麼原因，讓我一頭栽進原本屬於女性的護理工作，是聯考失利、逃避兵役，還是太多的無可奈何？十多年前踏進了中國醫藥學院護理系，初入課堂，滿室竟是理著平頭跟我一樣落難的兄弟，零星點綴著幾朵紅花，是時代變了嗎？當時的我並沒有答案，憑著既來之則安之上了賊船就學會做海盜的心態，我待了下來，結果護理成了我這些年來的生活重心。

大學的第一年，並未實際體會到護理會帶給我的衝擊，我和一般新鮮人一樣恣意地享受著自由的時光，但是……當加冠典禮悄悄來臨時，穿上熱騰騰剛出爐的白色制服，全身雪白的我由主任的手別上了名牌，瞄了身旁剛由老師為她戴上護士帽的女同學，接過學姊傳過來的薪火，我突然意識到這可能將是我未來要做的工作啊！懷著這忐忑不安和期待的心情，開始了護理的這條路。

自我認同　投入臨床

剛開始實習的時候，最常遇到的便是自我角色認同和社會認同的問題，在社會風氣未開時，男護理師還是社會上的弱勢族群，要開口向病人或家屬介紹，我是男護理師時，總會換來驚訝和狐疑的眼光，甚至在同樣護理工作的學姊也常常問及你為何要讀護理，大多數的我多聳聳肩膀笑而不答，但心中想的是⋯⋯其實妳我不是一樣的嗎？就像記憶中，電視劇裡的護理師，永遠只有一句臺詞：「是，醫生」，但開始實習後，才發現護理師的工作還真的很多，要了解的知識和要操作的技術竟是如此艱苦，常常挑燈夜戰的問題，在晨會分享時卻啞口無言，而對病房的學姊們覺得又敬又畏，敬的是她們怎麼那麼「神」──什麼都懂，技術操作又那麼熟練；畏的是自己可能不是護理的料，然而等到自己真正投入臨床工作，才猛然發覺真正的護理師是何模樣⋯⋯。

因地制宜　男護出頭

畢業後投身這巨大的護理人力市場，從醫學中心到療養院再到區域醫院，從小護理師、護理長、機構負責人再到現在督導的角色；十多年來，放眼望去在清一色女性的工作環境中，男性同胞仍是寥寥可數，就像大林慈濟醫院，只有屈指可數幾位男護！

其實一般大眾對護理的印象總是要溫柔、細心的女性來從事才適合，而男性的粗心大意、大而化之總被護理拒於門外，殊不知在以服務為宗旨的護理工作上，性別並不是決定因素，如何落實服務，促進病人舒適才是護理的目標，因此在選擇臨床科別時仍是有其限制，或較適合男性的護理工作，就像婦科病房多是女性病人，而男護理師的存在反而造成其困擾；而一些較需機動性或體能的病房或特殊單位，對男生來說可能較得心應手；就像我當初因興趣之故選擇了身心醫學科這份護理工作，幾年下來對這份工作已有著難以割捨的感情，而且相信在專業方面，跟一般女性同事一樣能照顧到病人的需求，一樣能對病房有所貢獻；而男性的理性、邏輯性、果決與機動性也常使我們這團體中的少數民族，受到重視與器重。

起伏磨練　化為穩重成熟

這幾年從基層護理人員，到現在護理行政主管的角色，歷經多樣的起伏感受。記得剛開始要承接護理長職務時，院方的主考高專問我：你身在都是女性的環境，你的同仁要向你訴苦或密談時，你會如何處理？當時的我曾認為男生、女生還不是都一樣？該談就談，不是這樣嘛？

幾年下來，我體會到其實當時主管這麼問的用意，除了希望男性主管在隱私與尊重多留意外，也能傾聽不同性別與對象的需求。或許當年入學的三十五名男丁，現在仍有十多位在臨床奮鬥著，有的也是醫院倚重的護理人員或資深主管，有的已為人師表，化育護理的種子，看著各校陸續招收男性護生，也看著一批批男丁哥兒們進入職場，雖不是風起雲湧，但也感受到承先啟後，我想未來在醫院的路上，我想也會點綴著幾個哥兒相伴。

其實任何事業都是由人來從事的，不管是男人或女人。而護理所面臨的問題，是照護更是助人的專業，因此性別並不是從事此行業的要求因素，男護理師的加入，相信會帶來護理界另一股朝氣和活力，而不會帶來太多的困擾。

或許當我穿著白色的制服，穿梭在醫院角落時，「醫生、醫生」的呼喚聲還是不時從背後傳來，我會微笑的轉過頭說：「您好，我是護理師，我能為您效勞嗎？」

【懷念榮峰】

感恩平淡的幸福——思念吾夫榮峰

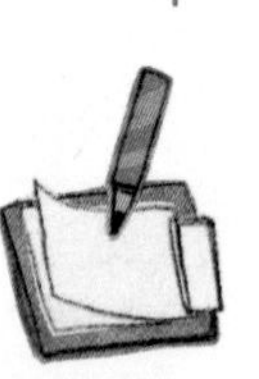

臺中慈濟醫院門診護理師
文／林娜宜

親愛的榮峰，認識你也十幾年了，我常說生活很平淡，你總回我說：「這是一種幸福。」

每天你載著我們一家五口，分別送小孩去上學，我倆再一同去上班，各自在自己的工作崗位打拚。下了班，我負責先去接小孩，回頭再接你，就算工作再怎麼多，身為主管的你總是想辦法在約定的時間下班，不忍心我們等你太久。不論平時工作有多忙多累，假日一定帶著我們四處走走，你說看著我們開心就是你最幸福的事。

你走的那天，我腦筋一片空白，只知道要跟你的公司請假，才不會讓人到處找你。這時我才發現你的好人緣，從南到北，來自我認識或是不認識的人，關心的電話此起彼落的響起，甚至天才剛亮就有人來看你。

我不知道護理能做的事可以有多深多廣，但在你身上發現，除了護理，其他單位也會來跟我分享你的好；他們說：「因為有榮峰，事情才能圓滿。」你的幽默搞笑化解工作僵硬氣氛，你的笑容可掬平易近人，沒有一絲長官的威嚴，處事圓融，給人安慰又安定信心的力量……聽著聽著心又酸了，但是，也很為你感到驕傲跟值得。

峰，你就像一陣風，匆匆的來又匆匆的去，你的笑容會一直在我們的心中。你給人的正面能量，會一直持續下去。

【懷念榮峰】

優秀暖男榮峰

大林慈濟醫院護理部副主任
文／廖慧燕

榮峰當上護理長，負責身心醫學科時，已是我的直屬同仁；當他來護理部擔任督導負責研究時，也是跟我合作。我常常說，榮峰跟興隆是我的左右手，可打可罵不回嘴，但這二隻手絕對不能斷了。

那段與榮峰共事的期間，酸甜苦辣、於公於私，他就像弟弟般貼心，就像同事般互助合作，打不還手罵不還口，他總是「大人大量」的不跟大家計較……。這就是我所認識的榮峰！

榮峰做事很有條理，而且在資訊方面更有敏銳的見解，所以遇到資訊方面有不懂之處，總是一句大聲呼喚：「鄭榮峰，快來！」他就能立刻幫妳解困。榮峰總愛搞笑，逗得原本不開心的我大笑了出來，也不怕我用白眼回瞪他。

榮峰是一位很貼心的射手座「暖男」，很愛家很顧家的一位好男人，總是把家庭照顧得無微不至。也是因為這樣，當他告訴我要舉家搬遷回臺中，方便就近照顧父母時，我也沒有用任何理由留他，即使我知道自己會如當初說笑般的，做事如同斷了一隻手一樣。

當他又告訴我，他要榮升他院的副院長時，我真是替他感到高興，在我心中，這麼優秀的人才，一定會有這一天的到來，所以除了恭喜之外，就是鼓勵他，幫他加油打氣。

沒想到，過沒多久，當我在大陸山東發表論文，又遇手機訊號不穩的狀況下，竟然聽到了榮峰離世的片段訊息，眼淚當場落了下來，除了難過跟疑惑之外，只有不捨，太多太多的不捨，也來不及跟他告別……。

現在又到了十二月，我心裡想著：「榮峰，你的生日快到了，雖然無法當面祝福你，不過我還是要祝你生日快樂。你，會一直活在我們心中。也祝福你在那裡過得好，依舊是照亮大家的暖男榮峰。」

懷念故友榮峰

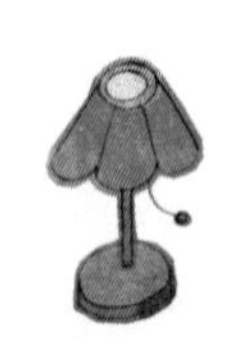

大林慈濟醫院護理部督導
文／林興隆

故友榮峰兄和我是同時期的護理男丁，同一年進大學護理系，一個人在中部，一個人在北部，彼此不認識但在中國醫藥大學辦的十護聯誼那年已悄悄牽起友誼的情緣。大學畢業後一起進入職場，一人在身心科領域發展，一人在急重症單位打拚，數年之後都來到大林慈濟醫院擔任護理主管。

在大林成長的日子是職場工作最精華的階段，在護理部一人負責研究，一人負責教學，彼此相互勉勵及合作，共同在職場上精進。榮峰兄是大家的開心果，個性開朗活潑，凡事皆能善解，溝通是他的強項，常能化解尷尬的氣氛。做事有邏輯，在事務的見解，常有獨特的地方，這也是在身心醫學科領域長年揣摩所得的能力，也讓在大林慈院的男丁們遇到不順遂的情境時，能豁然開朗繼續前進。

一年前聽聞榮峰辭世的噩耗，一時真難以接受，一直確認消息的來源是否正確，直到證實訊息是真的，仍遲遲不能接受。藉由此文，我有幾句話，想要告訴榮峰。

榮峰吾友：

那一天送你最後一程，看你安詳的面孔，帶著淡淡的笑容，儘管內心有多麼不捨你的離去，還是祝福你在另外的世界依舊璀璨亮麗，你所帶來的歡樂將常存我們的記憶，永不褪色。

【懷念榮峰】

感恩學長提攜照顧

大林慈濟醫院身心科病房護理長
文／郭仁哲

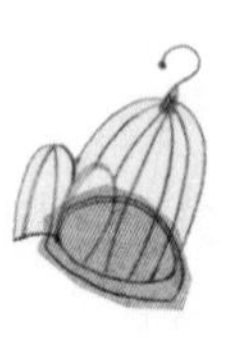

榮峰學長是我大學的學長，我們都是中國醫藥大學護理系畢業，但是我大一時他已經是大四，所以當時並不相識。大林慈院啟業時，我來報到，後來榮峰學長擔任單位的護理長，才知道我們是同一間大學畢業的。

因為同為眾多紅花中的綠葉（當時男護還不多），而且彼此還是校友，所以學長很照顧我，遇到事情或困難，學長都會分析讓我瞭解，幫助我從另一層面看事情，讓我處事可以更圓融周到，只是當時的我年少輕狂，貪圖自我過得率性，讓學長頗有恨鐵不成鋼的感覺。

學長是很有想法的人，喜歡開創勝於守成，有一天，學長突然跟我說他要離職了，當時覺得非常震驚，然而更震驚還在後頭，學長希望我能接手單位，我很清楚自己是個自了漢，不想要有牽絆（活該做了半輩子的單身狗），或許學長覺得我有潛力，為了讓我願意承擔甚至開玩笑的說，單位交給我了，將來有機會也許還會回來找我，我想，如果我守在大林是學長的後路，那我就做吧。

世事難預料，沒想到戲言成真，一年後學長又回大林一起打拚，做為學長的副手，老實說，我非常的稱職，如果滿分是十分，那我大概可以拿個十二分吧（哈哈哈）！或許因為學長常常跟我交流想法，很多事情只要學長起個頭，我就會把它完成，甚至，有時候學長還沒講事情我已經做好，學長常常開玩笑跟其他人說，有我在他都不用加班，或許因為彼此的默契，學長用的很順手吧，導致後來他職位異動的時候，就會問我要不要過去幫忙。

學長一直以來的作風，就是大膽去活，逼自己去突破，不得過且過，讓自己創造無限的可能，活得精彩充實。然而，沒有學長幫忙遮風擋雨，想輕鬆過日子變成是種奢侈。

最後，感恩學長的提攜照護，祝福學長乘願再來，快點回來，也許有機會再帶你入門，就像當初你帶我一樣。

編者後記

彰顯男護精神

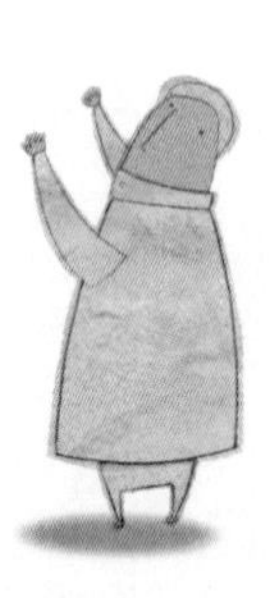

佛教慈濟醫療財團法人 人文傳播室
文／黃昌彬

男護理師，在當前的醫療大環境中，扮演舉足輕重的角色！護理人力的不足，全球皆然，臺灣各醫院鬧護理人力荒，更是司空見慣。在護病比嚴重失調的今日，男性護理師的挹注，益顯珍貴，男丁格爾們為什麼願意投身護理，與女性護理師並肩作戰，共同照護病人及關懷家屬的需求？本書有男性護理師們站在專業前線的第一手告白。

持平而論，也正是肇因於男護的性別，歸功於生理結構不同，擁有強而有力的臂膀、肌肉、碩壯身軀，造就他們在某些照護情境中特別搶手，例如：搬運病人、在急診單位面對失去理智家屬……。男護不僅僅是萬紅叢中一點綠，也是單位的潤滑劑，帶來歡笑一籮筐，為病房注入融洽氛圍，甚至有男護理師晉升管理職，擔任阿長或督導等，積極凝聚單位向心力，大刀闊斧將護理專業持續向上提升，功不可沒。

慈濟六院的男護理師，走入護理，因緣迴異，探究初發心也各異其趣。因為家境不裕，為了改善家計，希望早早經濟獨立而選擇這條白衣之路者，有之；由於求學階段在選填志願時，分數落點所致，索性且戰且走，卻慢慢愛上護理，譜出戀曲，進入職場後感受人性的光輝與愛者，不乏其人；甚者，有照顧癌末的安寧病人，朝夕相處，萌生家人般的情感，被家屬視如己出，在癌末的最後一哩路，與病人交心，與家屬同喜悲，流露照護者與被照護者的深厚情誼，充分體現出「護理」就是「給你」（臺語）的真諦，令人動容！

剛進入職場的菜鳥階段，每位男護的遭遇不盡相同，有新進男護戒慎恐懼，深怕一個不小心，為護病關係掀起波濤洶湧，成為眾矢之的；也有新人男護跌跌撞撞，在病人身上扎針多次才竟全功，遂練就了往後一針就上的好功夫；更有男護理師看見生死交關，試圖減輕病人與家屬的苦痛，雖然病人最終不敵無常，還是辭世了，但他被家屬緊握著手臂致上謝忱，迄今還能感受到那股沉重的力道和溫度……。

眾多血淚交織成一段段成長的印記，在精進護理的道路上，堆疊酸甜苦辣的回憶通通成為了寶貴的資糧，更練就了一身好本領，在護理天堂路上，翻滾、淚灑、煎熬、茁壯，磨練出如鋼鐵般的意志力，百鍊成鋼的好男護誕生了。眾天使哥兒們，站在護理崗哨最前線，一肩挑起了照護病人身心的千斤重擔，不達陣，誓不罷休！

且聽各作者娓娓道來，細說分明。本書收錄《志為護理》雙月刊「男丁手記」專欄文章，分為三大章節，從「真心護你」的心路歷程談起，到沉潛一段歲月之後，「驀然回首」汲取護理箇中滋味，見證護理之路的豐碩收穫，再將視野擴大到擔任行政管理職的「白衣心語」，透露男護當家的鐵血柔情，有傳承、有承擔，吸引人一窺男丁格爾堂奧。培養一名優秀護理師是不容易的，「男」護為護理陣容添「丁」，這群醫療團隊的中堅份子，值得吾人抱以最熱烈的掌聲喝采，誠心推薦給您。

國家圖書館出版品預行編目資料

男丁格爾2.0 / 慈濟護理男丁格爾群著.
-- 初版. -- 臺北市：經典雜誌，慈濟傳播人文志業基金會，2018.04
224面；15X21公分
ISBN：978-986-6292-97-2（平裝）
1.護理師 2.文集
419.652　　107003676

男丁格爾2.0

作　　者／慈濟護理男丁格爾群
插　　畫／泳子
發 行 人／王端正
總 編 輯／王志宏
責任編輯／曾慶方、黃昌彬、黃秋惠
叢書主編／蔡文村
叢書編輯／何祺婷
美術指導／邱宇陞
美術編輯／黃靜薇
校　　對／佛教慈濟醫療財團法人人文傳播室
出 版 者／經典雜誌
　　　　　財團法人慈濟傳播人文志業基金會
地　　址／台北市北投區立德路二號
電　　話／02-28989991
劃撥帳號／19924552
戶　　名／經典雜誌
製版印刷／禹利電子分色有限公司
經 銷 商／聯合發行股份有限公司
地　　址／新北市新店區寶橋路235巷6弄6號2樓
電　　話／02-29178022
出版日期／2018年04月初版
定　　價／新台幣280元

ISBN 978-986-6292-97-2（平裝）
Printed in Taiwan

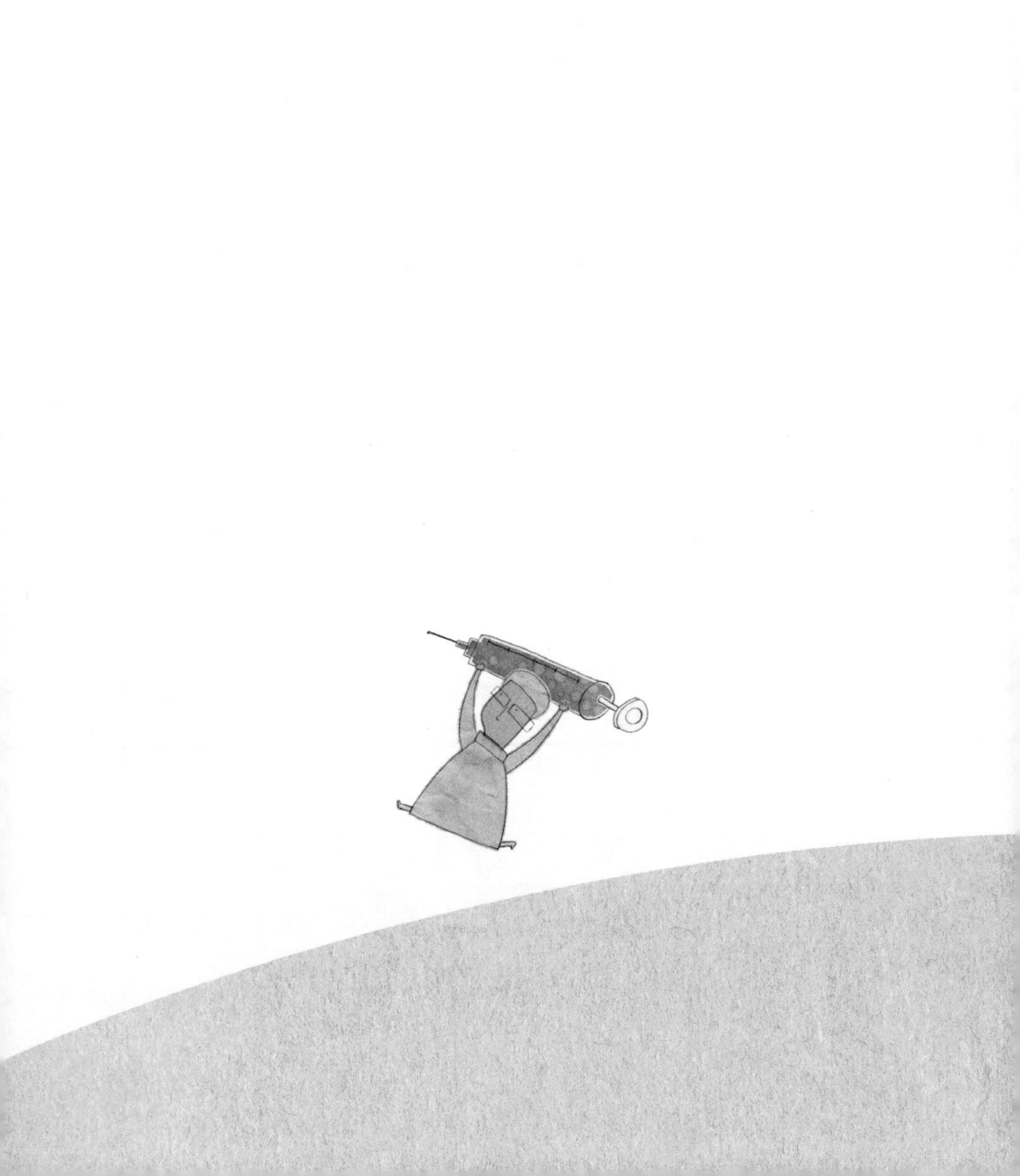

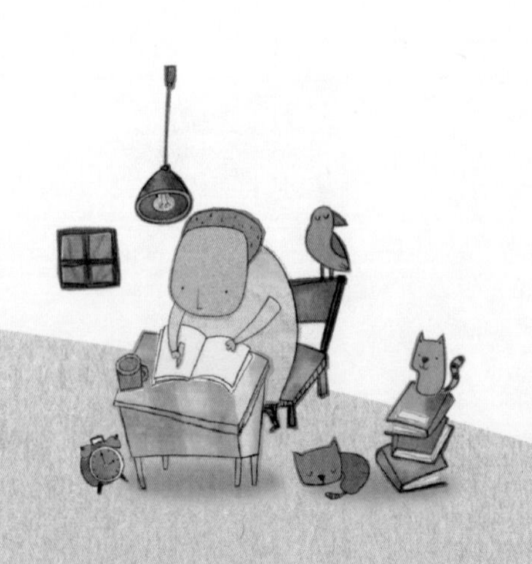

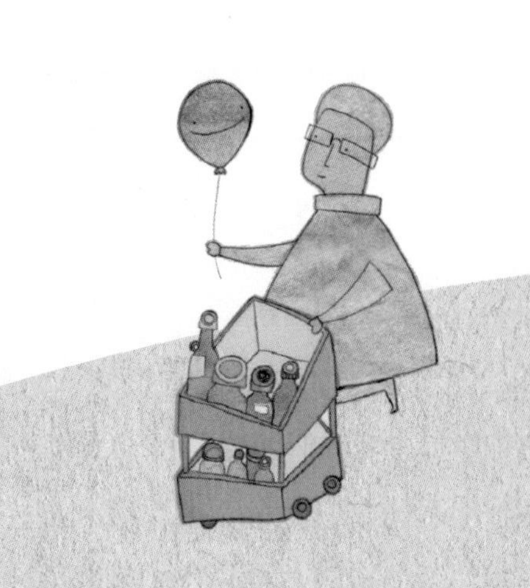

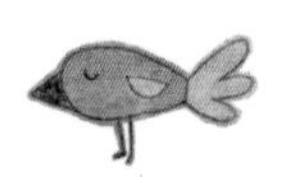

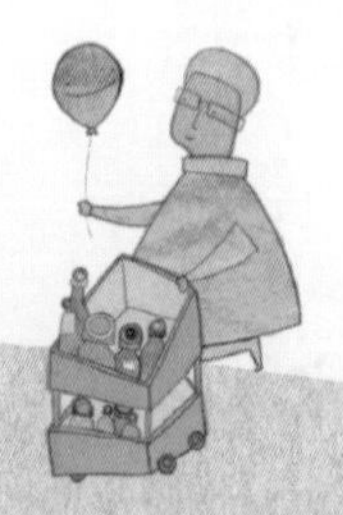

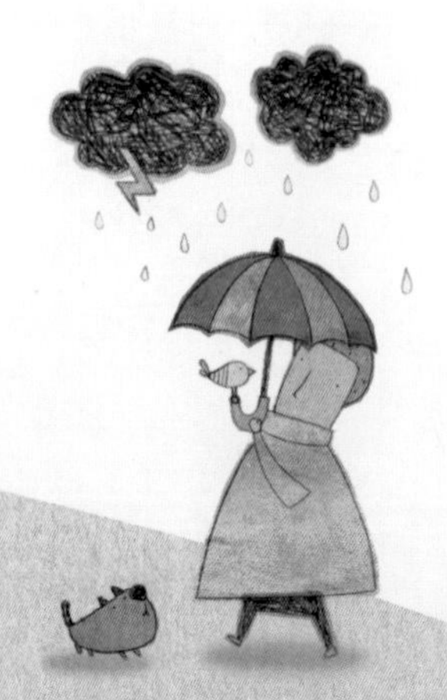